A comunicação médico-paciente no tratamento oncológico

CIP-BRASIL. CATALOGAÇÃO-NA-FONTE
SINDICATO NACIONAL DOS EDITORES DE LIVROS, RJ

C245c

Caponero, Ricardo
 A comunicação médico-paciente no tratamento oncológico : um guia para profissionais de saúde, portadores de câncer e seus familiares / Ricardo Caponero. - São Paulo : MG Editores, 2015.
 184 p. : il.

 Inclui Notas
 ISBN 978-85-7255-113-7

 1. Câncer - Pacientes - Psicologia. 2. Câncer - Pacientes. I. Título.

15-23077
CDD: 362.196994
CDU: 929:616-006

www.mgeditores.com.br

Compre em lugar de fotocopiar.
Cada real que você dá por um livro recompensa seus autores
e os convida a produzir mais sobre o tema;
incentiva seus editores a encomendar, traduzir e publicar
outras obras sobre o assunto;
e paga aos livreiros por estocar e levar até você livros
para a sua informação e o seu entretenimento.
Cada real que você dá pela fotocópia não autorizada de um livro
financia o crime
e ajuda a matar a produção intelectual de seu país.

A comunicação médico-paciente no tratamento oncológico

UM GUIA PARA PROFISSIONAIS DE SAÚDE,
PORTADORES DE CÂNCER E SEUS FAMILIARES

Ricardo Caponero

MG EDITORES

A COMUNICAÇÃO MÉDICO-PACIENTE NO TRATAMENTO ONCOLÓGICO
Um guia para profissionais de saúde, portadores de câncer e seus familiares
Copyright © 2015 by Ricardo Caponero
Direitos desta edição reservados por Summus Editorial

Editora executiva: **Soraia Bini Cury**
Assistente editorial: **Michelle Neris**
Capa: **Buono Disegno**
Projeto gráfico e diagramação: **Crayon Editorial**
Impressão: **Sumago Gráfica Editorial**

MG Editores

Departamento editorial
Rua Itapicuru, 613 – 7º andar
05006-000 – São Paulo – SP
Fone: (11) 3872-3322
Fax: (11) 3872-7476
http://www.mgeditores.com.br
e-mail: mg@mgeditores.com.br

Atendimento ao consumidor
Summus Editorial
Fone: (11) 3865-9890

Vendas por atacado
Fone: (11) 3873-8638
Fax: (11) 3872-7476
e-mail: vendas@summus.com.br

Impresso no Brasil

A todos os que, por qualquer motivo, sentem-se felizes com a concretização deste livro.

SUMÁRIO

PREFÁCIO 11

INTRODUÇÃO 15

1. Por que a comunicação na oncologia é diferente? . . . 21

Premência 23

A grande diferença de referenciais 26

Princípios fundamentais da bioética 27

Princípio de primeiro não lesar – *Primum non nocere* 28

A conspiração do silêncio 31

A desconfiança do paciente 37

O equilíbrio entre a realidade e a esperança 40

O humor 42

A mudança da pessoa tornada "paciente" 45

2. A importância 55

A comunicação como terapêutica 58

O tempo como aliado 60

3. O momento 63

4. O local 69

5. A forma 75

O conceito de cura 78

A comunicação competente 79

Algumas técnicas de comunicação 86

O problema da moral 95

Como dar más notícias 101

6. Os entraves 127

A formação 128

O tempo e a remuneração 130

A mecânica do mal-entendido 133

A angústia e o estado de alerta constante 134

A dissociação entre informação e consciência 135

A medicina também não colabora.... 137

O que é normal? 139

Sensibilidade, especificidade, valores preditivos 140

Casos difíceis 144

7. As possíveis soluções 149

O amor é o caminho 149

A equipe multiprofissional 151

O método Balint 153

8. Aspectos legais da comunicação paciente-médico . . . 157

Código de Ética Médica 158

A descriminalização da ortotanásia 161

O testamento vital 163

A posição da Igreja Católica 164

A sedação paliativa 165

9. O outro lado da comunicação 171

CONCLUSÕES 177

PREFÁCIO

Era uma vez...
Quem não se lembra de ficar fascinado pelas muitas possibilidades que surgiam na nossa imaginação quando, ainda crianças, ouvíamos alguém começar a contar: "Era uma vez..." Que gostoso! O (nosso) mundo crescia com mais aquela história, com mais aquela sabedoria...
Este livro poderia também começar assim, pois nele estão 25 anos de experiências nos mais significativos aspectos da comunicação humana entre médico e paciente e entre médico e familiares – além de dimensões das relações entre a equipe multiprofissional.
Na oncologia, comunicar-se é difícil! A possibilidade ou a realidade de um diagnóstico de câncer mobiliza muita emoção, muitos sentimentos. Há tensão, medo, dúvida, insegurança, surpresas...
É também provável que a "suspeita" do diagnóstico não seja levantada por um oncologista, mas por outros especialistas que, assim como todos nós, não gostam de dar más notícias.

Os profissionais de saúde adorariam só dar boas-novas. Porém, isso seria um conto de fadas, não a realidade humana. Nossa realidade é feita de desafios e, se respeito é um valor fundamental nas relações terapêuticas, é necessário que o paciente ou cliente receba todas as informações pertinentes para tomar decisões adequadas, de acordo com suas crenças, vontades, possibilidades, seu contexto pessoal, familiar e social. Portanto, quando refletimos sobre comunicação em oncologia, não se trata de dizer ou não a verdade, mas de *como* dizer o que é difícil de ser ouvido e vivido.

O princípio de "não fazer mal" está presente desde sempre na Medicina. Mas gostei de ler quando o dr. Ricardo (com tanta propriedade) afirma que não existe a "boa" Medicina, pois a verdadeira não precisa do "boa". É reduzir a profissão.

Isso significa que os profissionais não podem se esconder atrás de técnicas, pois muito além delas está a capacidade deles de compreender a si mesmos como instrumento terapêutico, como "remédios" que podem acalmar, aliviar a dor, a ansiedade, o medo. Às vezes, ficamos demasiado presos às técnicas, e cada pessoa pode precisar de uma técnica diferente, ditada por suas necessidades particulares em determinado contexto de tempo e espaço.

Na comunicação, o uso de técnicas é possível e necessário; porém, sejam elas quais forem, seu domínio depende do cultivo da sensibilidade, da atenção e da intenção da relação. Ricardo defende que o médico deve fornecer um diagnóstico verdadeiro, mas explica que seu talento consiste na capacidade de expor esse diagnóstico como um desafio (se for o caso de um câncer) e não como uma sentença. Ensina, assim, que precisamos aprender a reconhecer as dimensões da comunicação não verbal e a confiar nelas, pois a linguagem do corpo não é enganadora.

A comunicação médico-paciente no tratamento oncológico

Este livro nos leva a refletir sobre quanto tempo estamos gastando falando e ouvindo; quantas queixas dos pacientes são causadas, direta ou indiretamente, por uma comunicação inadequada; se esclarecemos expressões que são abstratas ou permitem mais de uma interpretação; como lidamos com o direito à autonomia das pessoas, cumprindo nosso papel de elucidar seus questionamentos e ajudá-las a tomar decisões ao longo de todo o processo de tratamento e cuidado.

A chance de conhecermos alguém (amigos, parentes, conhecidos) com diagnóstico de câncer é cada vez maior, segundo pesquisas mundiais. Daí também a importância deste livro, pois, à medida que cresce a nossa consciência sobre algo, reagimos menos e agimos mais. Aprendendo com esta obra, podemos agir em sintonia com os indivíduos, desenvolvendo vínculos que nos auxiliem nos vários momentos difíceis que marcam o acompanhamento do tratamento de uma pessoa com câncer.

Cultivar o diálogo. Superar desavenças. Criar sintonia, confiança. Tudo isso é gratificante para quem tem essas habilidades e para quem se empenha em desenvolvê-las.

Este livro poderia começar com "Era uma vez..." porque, como em toda boa história, ficamos atentos até o final. Os relatos aqui presentes fazem-nos lembrar da nossa existência e, por isso, proporcionam um grande aprendizado.

Obrigada por isso, Ricardo. Este é um livro para mais de uma vez.

PROFESSORA DOUTORA MARIA JULIA PAES DA SILVA
Professora titular da Escola de Enfermagem
da Universidade de São Paulo

INTRODUÇÃO

O câncer, cientificamente denominado neoplasia, não é uma única doença, mas um grupo muito distinto de várias enfermidades, inclusas num grupo maior, de doenças crônico-degenerativas. O que caracteriza as neoplasias é a proliferação celular desordenada e descontrolada. Nas ditas benignas, essa proliferação é limitada ao sítio de origem do processo, enquanto nas malignas pode ocorrer a disseminação da doença no organismo, com a formação de metástases, comprometimento da função dos órgãos e óbito. Estimam-se em mais de 600 os tipos de neoplasia, que são absolutamente distintas. A oncologia começou classificando-as pelos órgãos de origem. Por exemplo, "neoplasia de mama", "neoplasia de pulmão" etc. Em seguida, vieram as classificações histopatológicas: "adenocarcinoma", "sarcoma", "melanoma" etc., que se fundamentavam no tecido ou na célula que originava o processo. Acrescentaram-se fatores prognósticos, geralmente definidos por imuno-histoquímica ou biologia molecular. Hoje, essa classificação é ainda mais subdividida com base nas "assinaturas gênicas", ou seja, no conjunto de genes que estão expressos ou suprimidos em cada neoplasia. Agora falamos em "adenocarcinoma de pulmão com mutação do gene do *Epidermal Growth Factor Receptor* (EGFR) com ganho de função", "Tumor estromal gastrintestinal com mutação no éxon 11 do c-KIT", "Carcinoma mamário HER2 (*Human Epidermal Receptor* – 2) positivo" etc. E, num futuro próximo, classificaremos de modo ainda mais detalhado as assinaturas gênicas, definindo, talvez para cada momento da doença, os processos celulares e as vias de sinalização que estão ativas ou suprimidas. Dessa forma, teremos um diagnóstico "molecular" das neoplasias.

A expectativa de vida da população de vários países está aumentando rapidamente, sobretudo naqueles em desenvolvimento. Diversos fatores contribuem para isso e não os discutiremos aqui. O que nos interessa é que, à medida que a população envelhece, aumenta a incidência exatamente das doenças crônico-degenerativas.

A maior expectativa de vida também decorre do sucesso da medicina em combater as doenças infectoparasitárias e, mais modernamente, as cardiovasculares. O combate às causas predisponentes, o diagnóstico mais rápido e a intervenção precoce em relação a estas últimas reduziram de forma significativa o número de óbitos por essa condição. Em virtude disso, nos Estados Unidos, a mortalidade por câncer já supera as mortes por doenças cardiovasculares.

Também é certo que a maior disponibilidade de diagnóstico reduz, em especial nos países em desenvolvimento, o número de óbitos por causas desconhecidas. Pacientes que morriam sem causa definida podem agora, com exames radiológicos, receber o

A comunicação médico-paciente no tratamento oncológico

diagnóstico de portadores de metástases cerebrais – portanto, neoplasia –, aumentando a incidência do câncer.

Além do aumento da expectativa de vida e das facilidades diagnósticas, é certo que a modernidade trouxe uma maior exposição a fatores de risco, cada vez mais bem definidos, o que também contribui para parte do aumento da incidência. Ainda são poucos os métodos preventivos primários para reduzir a incidência das neoplasias, e sua utilização é incipiente.

O resumo de tudo isso é que as neoplasias são cada vez mais frequentes. Dados estadunidenses estimam que a probabilidade de desenvolver uma neoplasia invasiva, de qualquer localização, ao longo da vida (desconsideram-se as neoplasias *in situ*) é de 44,81% nos homens e 38,17% nas mulheres.[1]

A boa notícia é que, no período de 2004 a 2010, a taxa de sobrevida em cinco anos (o que não significa obrigatoriamente a cura), nos Estados Unidos, aumentou para 68% para todas as neoplasias, independentemente do diagnóstico e do estágio.[2]

Ainda assim, as neoplasias são a principal causa de morte na maior parte dos países economicamente desenvolvidos e a segunda causa de mortalidade naqueles em desenvolvimento.[3] Seu impacto vem aumentando nestes últimos em consequência do crescimento e do envelhecimento da população, assim como da adoção de estilos de vida associados ao câncer – incluindo tabagismo, sedentarismo e dietas "ocidentalizadas". A Organização Mundial da Saúde (OMS) estima que o número de casos de neoplasia vá duplicar até o ano de 2023, principalmente nos países em desenvolvimento.

Com base nas estimativas da Globocan[4] 2012, 14,1 milhões de casos novos e 8,2 milhões de óbitos por neoplasia ocorreram naquele ano. Entre eles, 48% dos casos e 65% dos óbitos ocorrem nos países em desenvolvimento econômico.[5] A sobrevida, em casos de neoplasia, tende a ser pior nos países em desenvolvimento, principalmente por uma combinação de estádio avançado ao diagnóstico e acesso limitado e tardio ao tratamento padrão.[6]

No Brasil, estimativas do Instituto Nacional do Câncer (Inca) para os anos de 2015 e 2016 apontam a ocorrência de aproximadamente 576.3580 casos novos de câncer por ano, incluindo os de pele não melanoma. Estima-se um total anual de 302.350 casos novos para o sexo masculino e 274.230 para o feminino. Nos homens, os tipos mais incidentes seriam os cânceres de pele não melanoma, próstata, pulmão, cólon e reto e estômago; nas mulheres, os cânceres de pele não melanoma, mama, colo do útero, cólon e reto e glândula tireoide.[7]

Muito provavelmente o diagnóstico não vai ser feito por um oncologista. Clínicos gerais, cirurgiões, médicos de família e da comunidade e os mais diversos especialistas em geral farão o diagnóstico e encaminharão esses casos a um oncologista. A este cabe explicar ao paciente o diagnóstico, o prognóstico e o tratamento. Porém, tudo que é dito ao paciente e a seus familiares pelos profissionais envolvidos traz grande impacto na comunicação entre eles.

Aos oncologistas cabe conhecer em profundidade os meandros da comunicação dinâmica, que é, por si só, parte fundamental do tratamento. Os profissionais que participam do diagnóstico devem estar minimamente esclarecidos sobre a importância e o impacto que a comunicação exerce – tanto como alento quanto como sofrimento.

Infelizmente, inúmeros dados mostram que os profissionais de saúde, inclusive e principalmente os médicos, estão muito mal preparados para estabelecer uma comunicação efetiva e terapêutica. Tal situação se agrava no momento de comunicar más notícias[8], mesmo em especialidades como a oncologia, nas quais essa situação é quase rotina.[9]

Desse modo, este livro lança luz sobre os aspectos mais significativos da comunicação entre médicos e pacientes com base em minha experiência de 25 anos de atendimento, não deixando de lado aspectos que envolvem toda a equipe de saúde e a família dos portadores de câncer.

Notas bibliográficas

1. American Cancer Society. *Cancer facts & figures 2015*. Atlanta: American Cancer Society, 2015.
2. *Ibidem*, p. 18.
3. World Health Organization. *The global burden of disease: 2004 update*. Genebra: World Health Organization, 2008.
4. Plataforma que recolhe e analisa dados sobre câncer em 184 países do globo.
5. International Agency for Research on Cancer. "Globocan 2012: estimated cancer incidence, mortality and prevalence worldwide in 2012". Disponível em: <http://globocan.iarc.fr/Pages/fact_sheets_cancer.aspx>. Acesso em: 8 abr. 2015.
6. Jemal, A. *et al.* "Global cancer statistics". *CA: a Cancer Journal for Clinicians*, v. 61, n. 2, 2011, p. 69-90.
7. Instituto Nacional de Câncer José Alencar Gomes da Silva. Coordenação-Geral de Ações Estratégicas. Coordenação de Prevenção e Vigilância. *Estimativa 2014: incidência de câncer no Brasil*. Rio de Janeiro: Inca, 2014, p. 56.
8. Rappaport, W.; Witzke, D. "Education about death and dying during the clinical years of medical school". *Surgery*, v. 113, 1993, p. 163-65.
9. Ford, S.; Fallowfield, L.; Lewis, S. "Can oncologists detect distress in their out-patients and how satisfied are they with their performance during bad news consultations?" *British Journal of Cancer*, v. 70, 1994, p. 667-70.

1. POR QUE A COMUNICAÇÃO NA ONCOLOGIA É DIFERENTE?

A comunicação é uma necessidade humana básica.[1] No âmbito do cuidado à saúde, determina e efetua o atendimento da área expressiva de assistência ao paciente, sendo o denominador comum de todas as ações dos profissionais de saúde. Independentemente de sua área de formação, todos os profissionais que lidam com enfermos têm como base de seu trabalho as relações humanas. É impossível ao enfermeiro cuidar, ao médico tratar, ao fisioterapeuta reabilitar, ao psicólogo compreender e aconselhar ou qualquer outra ação na assistência ao ser humano sem lançar mão de habilidades de comunicação interpessoal.[2]

Escrevi antes que é impossível ao médico curar. Tudo que podemos fazer é tratar, com a participação do paciente. Além de informar, a comunicação tem o papel de mobilizar para a "cura". Minha amiga Rita Macieira contribuiu nesse esclarecimento com o pensamento de que, como disse Aristóteles, o principal fator de recuperação ou mecanismo de cura se encontra dentro do próprio paciente. Nesse sentido, todos nós, trabalhadores da saúde, cada um com seus métodos, cuidamos do paciente e o ajudamos a encontrar a cura, removendo as barreiras que impedem que ela aconteça. O cirurgião remove cirurgicamente os obstáculos, o clínico fortalece o sistema imunológico ou "elimina" os agentes invasores. Mas a cura não depende de nós, profissionais. Uma das causas do sentimento de fracasso do médico é ele tomar para si a responsabilidade de curar, quando na verdade é apenas um grande facilitador para a cura.

Embora seja uma atividade comum e rotineira na área da saúde, a arte da comunicação assume um papel muito mais significativo em situações particulares em que a mobilização de grande quantidade de conteúdo emocional está em tela. Na oncologia, em especial, a comunicação se dá entre o profissional e um paciente que não gostaria de estar ali, que sabe que vai ouvir muitas coisas que não desejaria ouvir ou nega a doença que realmente tem. Se a comunicação já apresenta dificuldades, nessas circunstâncias ela se torna ainda mais desafiadora.

Além disso, pela situação de vulnerabilidade emocional em que o paciente se encontra, há uma atenção seletiva a certos aspectos da comunicação em detrimento de outros, como o volume de informações. Por esse motivo, a informação deve ser gradual, acompanhando aquilo que o paciente consegue absorver. É preciso assegurar que ele guarde o que é mais importante para o momento.

Para o leitor ter uma ideia de como as coisas são: às vezes, eu digo aos pacientes que me procuram por alterações de exames ou sintomas não significativos que eles não têm câncer e que espero nunca mais vê-los. Claro que o tom da fala é modulado pelo bom humor; eles entendem o "espero nunca mais vê-los" como

A comunicação médico-paciente no tratamento oncológico

um voto de que nunca venham a ter câncer e saem felizes. Só na oncologia alguém pode dizer que não quer vê-lo nunca mais e deixá-lo contente! Mas o não verbal é o mais importante, como ilustra a história a seguir.

Uma amiga foi submetida a uma pequena cirurgia para retirar uma "pinta" na perna. Como é de praxe, o material foi enviado para exame anatomopatológico. O resultado saiu alguns dias depois, quando minha amiga voltou para consultar um cirurgião oncológico, seu conhecido de longa data. Ao entrar no consultório, ela reparou que ele estava sentado com a cabeça apoiada na mão. Ao ver aquela cena, ela pensou: "Pronto! Deu positivo. É câncer! E ele está com esse jeito porque não sabe como me contar o resultado..."

O cirurgião levantou-se para cumprimentá-la e, vendo tanta ansiedade, foi logo comunicando que o resultado era uma lesão benigna, um *nevus* simples.

Depois de tranquilizada, ela disse ao médico que qualquer atitude, olhar ou gesto que o profissional exiba precisa ser pensado, pois, quando o paciente chega para saber o resultado de uma biópsia, carrega um desejo e uma expectativa. O desejo de que o resultado seja negativo gera expectativa, que gera tensão, que gera medo, que gera conclusões antes mesmo da fala do médico.

Assim é a comunicação na relação médico-paciente em oncologia. Há sempre uma tensão no ar, uma premência. E mais: tal relação estende-se muito além do verbal. Ambos estão presentes com todos os seus sentidos.

PREMÊNCIA

O mais comum nos dias atuais é que o paciente já chegue ao oncologista com o diagnóstico confirmado. Geralmente, o paciente tem uma queixa e procura seu médico primário, ou um clínico geral; dependendo da queixa, ele pode ir direto a um especialista relacionado ao problema que julga apresentar. Há pacientes que procuram o médico para avaliações gerais de saúde (checapes), mas a maioria das pessoas o faz por apresentar algum tipo de sintoma.

Quando algo não vai bem no organismo, é natural que o indivíduo já elabore uma explicação, um diagnóstico próprio. Assim, o paciente que notou a presença de sangue nas fezes procura um gastroenterologista ou um proctologista imaginando tratar-se de um caso de hemorroidas "internas" ou de colite. O médico procede à anamnese e ao exame físico e solicita exames complementares para a confirmação do diagnóstico. Essa é uma etapa muito importante do estabelecimento de vínculo. A maioria das pessoas nem sabe o que é uma anamnese – quanto mais uma bem-feita. Algumas são mera inquirição a respeito da vida e de doenças pregressas, enquanto outras criam um ambiente favorável para que a própria relação seja curativa.

O paciente demora certo tempo para realizar os exames e trazer os resultados, que podem confirmar o que ele imaginava ou mostrar algo mais grave, como um câncer, sendo talvez necessários uma cirurgia ou mais exames.

Imagine agora uma senhora de 57 anos que procura seu ginecologista para realizar seu checape anual de rotina. Ela não sente nada, e o exame físico realizado pelo médico é normal. Mas, em função de sua idade, são solicitados exames complementares – entre eles, uma mamografia.

No laboratório, o técnico pede que a paciente realize uma "chapa" a mais, além das quatro à que ela estava habituada. Isso é o bastante para a paciente achar que algo de errado está aconte-

A comunicação médico-paciente no tratamento oncológico

cendo. Ao levar o exame para seu ginecologista, ele diz que há uma lesão suspeita, sendo necessárias uma biópsia e a consulta a um especialista. A paciente já imagina que deve ser algo grave como um câncer, mas acha melhor pensar positivo. A punção é positiva para neoplasia e o mastologista confirma que será preciso realizar uma cirurgia. A paciente espera realizar um procedimento conservador, mas isso não é possível e é feita uma mastectomia total. Ela também espera que o tratamento termine por aí, mas é necessária a radioterapia e ela é encaminhada a um oncologista.

Assim chega a paciente ao oncologista, informada de um diagnóstico, mas inconformada e sem compreendê-lo em sua plenitude. Ciente de que um procedimento é necessário, mas com infinitas dúvidas sobre o tratamento, em função das várias opiniões de diferentes amigos, familiares e de tudo que leu no "Dr. Google". Assustada, ansiosa, com medo do que pensa que vai escutar.

Na primeira consulta com o oncologista, é preciso que ele interprete o diagnóstico, discorra sobre o prognóstico, explique o tratamento que será realizado e o porquê de sua necessidade, além dos benefícios esperados e dos efeitos colaterais. Ainda há todo um procedimento burocrático, e os familiares que acompanham a paciente também estão repletos de dúvidas. O que a paciente pode comer? Pode trabalhar? Deve manter a rotina? Em geral, o oncologista acaba lidando com o que chamamos de "unidade de cuidados paciente-família".

Assim, a primeira consulta é marcada por uma avalanche de perguntas e respostas. Há premência em passar as informações principais para que o paciente entenda o mínimo essencial sobre o tratamento, sua necessidade e seus principais efeitos adversos. É absolutamente comum ouvirmos do paciente: "Eu não estava preparado para isso". Mas quem está? Quem fica se preparando para ter câncer, para eventualmente ser atropelado, para sofrer um enfarte?

Por isso, é nesse primeiro contato que o oncologista precisa ganhar a confiança do paciente. Dado o passo inicial, haverá muitas outras consultas e inúmeras oportunidades para que a sintonia dessa relação se afine. Mesmo porque, nesse primeiro contato, o que fica registrado na mente do paciente é o diagnóstico, que se concretiza e joga por terra o último fiozinho de esperança de que o exame estivesse errado, de que o médico não especialista tivesse se enganado. Dessa maneira, todas as informações que se seguem ao diagnóstico precisarão ser repetidas em outro momento e com o mesmo cuidado e atenção, moduladas de acordo com a capacidade de compreensão do paciente.

A GRANDE DIFERENÇA DE REFERENCIAIS

A hipótese da relatividade linguística diz que a estrutura da língua influi sobre os processos de pensamento do indivíduo porque afirma que o pensamento é relativo à língua em que se realiza.[3] Porém, muito mais que pela língua, o discurso também é afetado pelas condições socioculturais que influem nos aspectos relacionados ao rendimento expressivo das escolhas linguísticas, tendo em vista os variados fins da comunicação verbal.[4]

Segundo as teorias linguísticas, o discurso resulta de um tipo específico de atividade permeado por toda espécie de influência consciente, teleológica e intencional de sujeitos humanos, individuais ou coletivos, sobre seu ambiente natural e social.

A comunicação médico-paciente no tratamento oncológico

A diferença de referenciais está sempre presente, posto que duas pessoas nunca têm a mesma história de vida e a construção semântica é permeada por relações subjetivas e individuais. Por exemplo, você pode achar muito estranho se eu perguntar de que cor é seu dedo, ou se você tem dedo verde, mas a mensagem subliminar ficará clara para alguém que, como eu, tiver lido na infância o livro *O menino do dedo verde* – um clássico da literatura do gênero.[5] Essa história, além de mostrar que cada pessoa tem um dom particular com o qual pode ajudar a mudar o mundo, é uma ótima leitura para ajudar crianças e adolescentes a lidar com a morte.

Não se trata de uma leitura "de nível superior", mas uma vivência de infância, que contribui para a criação de um referencial semântico particular. Não se trata de estabelecer referenciais melhores ou piores, mas de aceitar que as diferenças sempre existem e são marcantes e muito evidentes quando interagem o médico e um paciente. Tais diferenças também existem entre médicos de duas especialidades e até de uma só especialidade, pois a visão do especialista tornado paciente está distorcida pela presença de todo o contexto do adoecer, como bem assinalou Michael Balint.[6] Nesse último caso, a diferença de referências se manifesta de forma significativa, sendo erro grave ignorar essa situação.

PRINCÍPIOS FUNDAMENTAIS DA BIOÉTICA

São princípios fundamentais da bioética, seus deveres *prima facie*, a autonomia, a sacralidade da vida, a não maleficência, a beneficência e a equidade, ou justiça.[7] A autonomia do paciente só pode ser considerada uma vez que ele esteja plenamente ciente de sua condição e de suas opções. O ato de informar o paciente sobre seu diagnóstico e prognóstico deve, no entanto, acercar-se do desejo de fazer o bem e, ao mesmo tempo, de evitar causar um mal maior com a informação.

O princípio da autonomia pressupõe, então, os princípios do consentimento e do respeito às pessoas. John Stuart Mill (1806-1883) afirmou: "Sobre si mesmo, sobre seu corpo e sua mente, o indivíduo é soberano"[8]. A mesma linha de raciocínio foi seguida na argumentação do juiz Benjamin Cardozo, em 1914, em Nova York, na sentença do caso Schloendorff, sobre uma cirurgia realizada com extensão superior à autorizada pela paciente. À época o magistrado disse: "Todo ser humano de idade adulta e com plena consciência tem o direito de decidir o que pode ser feito em seu corpo"[9].

Se o paciente é quem deve decidir, é lícito e necessário que ele receba todas as informações pertinentes para tomar decisões. Desse modo, a questão não é "o que se diz", mas "como se diz", sendo uma comunicação atenta, ativa e competente absolutamente necessária. Se o paciente participa dos planos de tratamento, o médico estimula sua corresponsabilização e sua adesão.

PRINCÍPIO DE PRIMEIRO NÃO LESAR – PRIMUM NON NOCERE

Existe um princípio ético que nos é inculcado durante todo o curso de Medicina: o *primum non nocere*, que significa basicamente: "em primeiro lugar, não lesar". É o princípio bioético da "não maleficência", de acordo com o qual a primeira preocupação do médico será nunca prejudicar o seu doente.

São inegáveis os inúmeros avanços da medicina. Entretanto, por mais que tenhamos caminhado em termos de diagnóstico e tratamento de doenças, o paciente ainda é colocado em risco na maior parte do tempo em que está à mercê dos cuidados de assistência em saúde – não só os cuidados médicos, mas os de todos os profissionais que de alguma forma lidam com a vida humana. Isso acontece porque ainda há diferenças entre o resultado esperado e o alcançado, tanto por particularidades dos pacientes quanto pelo tipo de assistência prestada. Essa perspectiva de que o paciente pode sofrer danos ao ser absorvido pelo sistema de saúde, principalmente no que tange à hospitalização, vem sendo alardeada há décadas em países desenvolvidos.

Isso pode parecer paradoxal se pensarmos em quanto avançamos e em que medida podemos beneficiar os pacientes com o princípio de primeiro não lesar, mas também é certo que na medicina tudo tem efeito colateral. Não há nada que não possa fazer mal, pois, como dizia minha avó, a diferença entre o veneno e o remédio está na dose. Pegue a bula de um simples composto vitamínico e você encontrará diversos efeitos colaterais. Já em uma doença como a glomerulonefrite difusa aguda (GNDA), os três pilares do tratamento são erradicar a infecção, controlar o edema e a hipertensão e não usar imunossupressores. Para controlar o edema e a hipertensão, além de medicamentos, é importante a restrição na ingestão de sal e água, ou seja, é necessária a restrição hídrica. Nessa circunstância, até água (em excesso) pode ser fatal! Essa doença é comum em crianças, sendo difícil convencer a mãe a não dar água a um bebê que chora de sede. Não há outro jeito a não ser o pavor. Precisamos deixar claro: se beber água, morre!

Mas os efeitos colaterais não estão só no que administramos. Um exame ginecológico pode ser visto como bolinação. Sempre aprendemos que é de bom-tom não proceder a esse tipo de investigação sem a presença de uma enfermeira. Claro que isso pode tirar parte da intimidade da paciente, mas é uma proteção para o médico. Nos Estados Unidos, há processos por assédio sexual em pacientes que se sentiram molestadas durante exames ginecológicos e exames das mamas. Lá, a presença da enfermeira não ajuda muito nos processos. Os advogados alegam que elas são cúmplices ou se submetem ao médico por este ser seu empregador. Em consequência, passou-se a exigir, além da presença da enfermeira, a de um acompanhante da paciente. Como agora pode "dar empate", é provável que em breve requeira uma testemunha neutra, e faremos exame ginecológico diante de uma arquibancada – ou talvez o procedimento passe a ser filmado, para uso no tribunal, se necessário.

Mas voltando aos danos, já dizia Balint, o médico é o primeiro e mais importante instrumento terapêutico. Dessa forma, precisa obter real noção de sua "posologia", de seu caráter maléfico, benéfico e de seus possíveis efeitos colaterais, ainda não tão bem estudados. O que dizemos ou fazemos diante de um paciente fragilizado pela doença, "infantilizado" pelo medo, pode ter um impacto marcante e duradouro – para o bem ou para o mal. É impressionante como algumas palavras mal colocadas ou mal interpretadas podem prejudicar.

Há um mecanismo de defesa em psicologia chamado regressão: em situações-limite ou de grande vulnerabilidade emocional, o indivíduo tende a regredir a fases anteriores de desenvolvimento. Assim, além de estar "infantilizado" pelo médico, ele pode de fato apresentar comportamentos infantis, voltando a uma fase em que não havia o perigo, em que os pais eram heróis e podiam resolver tudo. Isso é bastante comum em adolescentes em tratamento de câncer, que ficam chorosos e manhosos. Mas também pode acontecer em qualquer idade: na tentativa de evitar assumir as decisões, os pacientes delegam o poder aos familiares ou ao médico.

Uma grande amiga foi minha paciente há 20 anos em decorrência de uma neoplasia mamária bilateral e sincrônica. Ela afirma se lembrar com clareza de tudo que eu lhe disse na primeira consulta. Eu não me recordo, mas quando ela repete minhas palavras reconheço nelas o meu "estilo", identifico minha forma de me comunicar. E isso está na mente dela até hoje.

Outro exemplo é o da paciente que me procurou muito assustada, contando o que o cirurgião lhe dissera: "Você está com um tipo de câncer que faz que seu corpo apodreça por dentro. Assim, vou tirar todos os órgãos da sua pelve, pois eles não prestam para mais nada". Não é possível saber se as palavras do médico foram realmente essas, ou se poderia tratar-se de um caso de atenção seletiva ou de deturpação da fala do profissional. Isso também acontece com frequência: o paciente muitas vezes ouve o que quer ouvir.

A CONSPIRAÇÃO DO SILÊNCIO

A comunicação adequada com o paciente também fortalece a relação médico-paciente e adquire aspectos terapêuticos que, como veremos, em certas circunstâncias tornam-se tão ou mais importantes que a farmacopeia disponível.

De modo geral, falar sobre câncer ainda é um problema. Prevalecem, em nossa cultura, crenças e preconceitos sobre a doença, aliando-a à ideia de terminalidade e sofrimento, mesmo que o prognóstico possa variar de pessoa para pessoa e nem sempre a enfermidade seja fatal.[10]

A reação do paciente é influenciada por sua vivência com a doença. Se, por exemplo, ele teve um parente próximo que passou por grande sofrimento e veio a falecer em função do câncer, ele se mostrará mais vulnerável e sensível durante o tratamento. Com o acesso cada vez maior às informações, qualquer um ao menos desconfia de seu diagnóstico. Infelizmente, o mesmo não se pode dizer do prognóstico. Ainda recebemos pacientes que foram submetidos a cirurgia em que não foi possível a ressecção do tumor, mas a família pede que o cirurgião e os oncologistas omitam esse fato. Assim, mesmo que o desconhecimento total seja cada vez mais raro, muitas vezes os pacientes são iludidos sobre resultados e prognósticos. Na esperança de proteger seus entes queridos, as famílias omitem informações.

Já cheguei a atender um paciente cuja família falsificava os laudos dos exames que o doente trazia consigo e me enviava os verdadeiros por correio eletrônico. Era cômico porque as imagens eram as originais – víamos uma coisa na imagem do exame e líamos algo totalmente diferente no laudo que o paciente trazia.

É claro que o paciente evolui conforme a doença real, e não como o laudo falsificado, e chega um ponto em que ele começa a não entender por que se sente tão mal se os exames estão cada vez melhores, ou até normais. Desnecessário dizer da angústia que advém dessa situação.

O mais grave é o tempo que perdemos nessa situação ilusória e poderíamos ter utilizado para discutir com o paciente suas opções e expectativas, seus medos etc. Na fase de negação, é comum o paciente querer ser iludido, fazer uma escuta seletiva e filtrar apenas os pontos positivos que lhe interessam, buscando opiniões e

A comunicação médico-paciente no tratamento oncológico

argumentos externos que reforcem uma posição de fuga da essência do problema. A negação pode ser tão intensa a ponto de criar sérias resistências à comunicação da terapêutica. Afinal, se não sou portador de câncer, por que preciso de quimioterapia?

Muitas vezes, os profissionais acabam envolvidos nessas situações porque não conhecem os pacientes antes do primeiro contato; se a família diz que ele (em geral idoso) não tem condições de saber a verdade, ficamos presos ao que preceitua o Código de Ética Médica em seu artigo 34, que diz ser vedado ao profissional "deixar de informar ao paciente o diagnóstico, o prognóstico, os riscos e os objetivos do tratamento, salvo quando a comunicação direta possa lhe provocar dano, devendo, nesse caso, fazer a comunicação a seu representante legal"[11].

Essa é a cumplicidade do silêncio, na qual o paciente é iludido por informações falsas de profissionais e familiares. Evita-se até pronunciar a palavra "câncer". Todos se referem à patologia como "a doença", "ela", "isso", "o problema", "doença ruim" (como se alguma doença fosse boa...). Ao evitar fazer referência direta à enfermidade, utiliza-se um discurso rico em figuras de linguagem, especialmente metáforas e metonímias. E, assim como evitam falar sobre o câncer, os familiares não desejam falar sobre a morte esperada, mudando de assunto ou fingindo não entender, a fim de evitar situações de intenso sofrimento para si mesmos e para os outros.

No início de carreira, tive um caso típico dessa conspiração. Uma senhora de 83 anos foi trazida para a consulta por ser portadora de uma neoplasia de ovário. Ela havia sido operada por um quadro de dor abdominal e a família, com a cumplicidade do cirurgião, disse a ela que a cirurgia fora feita para correção de uma hérnia interna. Como sobraram restos visíveis de tumor, o cirurgião aconselhou a realização de quimioterapia.

A família veio ao consultório alguns dias antes da consulta para "examinar" o ambiente e certificar-se de que não havia placas de identificação com as palavras "oncologia" ou "quimioterapia". As secretárias foram avisadas de que a paciente não poderia saber de nada.

No dia da consulta, comuniquei à senhora que ela precisaria receber alguns remédios na veia, e a família rapidamente emendou que era como "medicina ortomolecular", pois ela ficara muito fraca e debilitada com a cirurgia e o tratamento era necessário para fortificá-la.

Por mais que tivéssemos medicado a paciente profilaticamente, ela apresentou náuseas e vômitos, alopecia e mucosite. Na consulta de retorno, ameaçou me processar porque muitas amigas haviam feito "quelação" na "medicina ortomolecular" e nunca passaram tão mal como ela, por isso ela tinha certeza de que eu tinha feito tudo errado.

Claro que a família manteve a conspiração do silêncio. Não sei até quando. Não fui processado, mas a paciente nunca retornou para o segundo ciclo de quimioterapia.

Outro caso interessante foi o de um paciente com neoplasia avançada de pulmão, não passível de cirurgia. Ao me procurar, a família avisou que o cirurgião dissera tratar-se de um caso fatal, tendo o homem poucos meses de vida. Assim, a família marcou uma cirurgia "espiritual" e me pediu que adiasse o tratamento até depois dessa operação. Ainda há gente honesta neste mundo. A cirurgia espiritual foi realizada, mas o médium disse ao paciente que ele estava com um câncer muito grave de pulmão e que,

A comunicação médico-paciente no tratamento oncológico

apesar da cirurgia espiritual, ele deveria iniciar a quimioterapia o mais rápido possível.

Vejamos ainda o caso de um senhor de 73 anos com câncer de cólon com metástases hepáticas múltiplas e irressecáveis. Ele foi operado do tumor primário e encaminhado à quimioterapia. A família pressionou o cirurgião e todos foram cúmplices em ocultar as metástases. Justificaram a quimioterapia como uma prevenção para evitar a recidiva do tumor do cólon, o que fazia sentido para o paciente. Passados os dois primeiros meses de tratamento, ele pediu para falar comigo em particular, no que eu sempre consinto. Nessa conversa, ele revelou desconfiar de que a família estivesse escondendo algo, pois todos estavam "muito estranhos" e andavam cochichando pelos cantos da casa; assim, ele acreditava ter poucos meses de vida. Aproveitando a brecha, expus a situação real e disse que ele felizmente estava reagindo bem ao tratamento, de modo que não poderíamos curá-lo, mas sua sobrevida não seria tão curta assim.

Depois da conversa, o paciente reuniu a família e agradeceu o cuidado e as boas intenções deles, mas afirmou sentir-se muito melhor para participar do tratamento e das decisões envolvidas. Isso foi um marco no cuidado dele, e a partir daí pudemos trabalhar paliativamente da melhor forma possível.

Às vezes, a família é iludida na conspiração do silêncio, como no caso de E. F., portador de um câncer de estômago avançado que iniciou quimioterapia para "recuperar o peso que perdera". Ele também pediu para conversar em particular comigo. Depois que a família saiu da sala, bastante incomodada, ele disse: "Tenho consciência de tudo que está acontecendo, sei para que serve a quimioterapia e tenho certeza de que as coisas não estão bem e vou morrer em breve". Perguntou se havia algum mal em tomar algumas doses de uísque, algo que lhe dava muito prazer, mas a família proibira radicalmente. Nesse contexto de tratamento paliativo, disse-lhe que não haveria nenhum problema, desde que não abusasse.

A família voltou para sala, mais incomodada do que quando tinha saído, e continuamos a conversa – até num tom alegre e descontraído. Comuniquei aos familiares que o paciente poderia até mesmo tomar algumas doses de uísque, desde que com moderação. A primeira coisa que o filho fez, assim que chegou em casa, foi ligar para mim. Relatei o que havia ocorrido e disse que o pai já estava ciente de sua doença. Minha relação com o paciente ficou cada vez melhor, mas a família nunca conseguiu conversar adequadamente com ele – preferiu manter o faz de conta.

Caso interessante também foi o de C. M. Tratamos seu filho de 21 anos por um tumor de células germinativas de testículo. Ao saber do diagnóstico, a mãe, que sofria de depressão, teve um agravamento sério e precisou ser internada para tratamento psiquiátrico. Tudo deu certo e o moço permanece curado até hoje.

Passados 13 anos do diagnóstico do filho, C. M. me procurou com o diagnóstico de carcinoma urotelial. Na consulta, ele afirmou conhecer todo o diagnóstico e confiar plenamente na equipe, que curou seu filho, mas pediu que não mencionássemos o caso à sua esposa. Até hoje ela não sabe. Como se vê, às vezes o silêncio é necessário.

Nesse caso, o paciente sabe seu diagnóstico. O problema maior da conspiração do silêncio, a meu ver, é a perda de apoio, que só faz que os indivíduos sofram em solidão o que poderia ser compartilhado.

A comunicação médico-paciente no tratamento oncológico

Mais um caso interessante, desta vez de "fantasia de conspiração". Uma moça de 17 anos sofreu uma queimadura acidental na pele e, no processo de cicatrização, acabou fazendo um queloide. Os cirurgiões plásticos removeram a hiperplasia fibrosa e solicitaram a aplicação de radioterapia, para evitar que o problema reaparecesse, o que foi feito. Passados alguns meses, fomos surpreendidos pela ligação de um colega que indagava que tipo de tumor a nossa paciente tinha tratado.

Conversando com a paciente, descobrimos que, quando os cirurgiões plásticos solicitaram a radioterapia, ela dera uma busca na internet e verificara que o procedimento era utilizado para tratar cânceres. Descobrira também que determinados cânceres de pele podem surgir em áreas afetadas por queimaduras; então, ela juntou as informações e expandiu sua fantasia ao achar que, por ser muito jovem, médicos e familiares a estavam poupando da verdade.

Segundo Rita Macieira, existem ao menos duas formas de conspiração do silêncio – aquela em que não se fala aquilo que não pode ser dito ou aquela na qual se fala de tudo verborragicamente, para encobrir o que não consegue ser dito.

A DESCONFIANÇA DO PACIENTE

O estigma associado ao câncer e o fato de muitos indivíduos serem poupados do diagnóstico e do prognóstico ruim fazem que inúmeros pacientes acreditem que profissionais e familiares estão sempre omitindo informações.

Mesmo quando o contato é franco, o paciente acha que não estamos dizendo tudo e às vezes pergunta: "Quando vou morrer?" E é claro que não temos a resposta. Quando muito, pode-

37

mos identificar pacientes agônicos algumas horas antes da morte ou pacientes muito graves com alguns dias de antecedência.

Enquanto olhamos exames em retornos periódicos, deparamos com laudos que por vezes descrevem achados inespecíficos, que não são valorizados ou devem ser submetidos a investigação complementar para esclarecimento. No entanto, os pacientes quase sempre creem que esses já são sinais da doença "que voltou" e que estamos escondendo a verdade.

Esse foi o caso de A.P., 68 anos, que acordava várias vezes à noite para urinar. Ele procurou um urologista que, após realizar exames adequados, diagnosticou uma hipertrofia prostática benigna e submeteu-o a uma ressecção transuretral da próstata. O anatomopatológico mostrou fragmentos de um adenocarcinoma e o paciente foi submetido a uma ressecção prostática tradicional, por via suprapúbica, chegando até mim apenas para acompanhamento.

O seguimento foi tranquilo, o exame do antígeno prostático específico (PSA) estava normal e não havia intercorrências. Até que, em uma das consultas, o paciente disse ter certeza de que seu tumor voltara. Perguntei como ele sabia disso, e ele respondeu que estava apresentando os mesmos sintomas de quando tudo começara. Retruquei que, embora aquilo não fosse possível, pois ele não tinha mais a glândula prostática, eu solicitaria os exames necessários.

A investigação não mostrou nenhuma recidiva da neoplasia, mas descobrimos que o sintoma de acordar várias vezes à noite para urinar devia-se ao surgimento de diabetes. Informado sobre isso, A. P. mostrou-se surpreso e disse: "Mas eu nunca fui diabético!" Pois é, na vida é assim, a gente nunca teve pressão alta, dor nas juntas, visão ruim etc. Por isso dizem que é duro

A comunicação médico-paciente no tratamento oncológico

ficar velho. Porém, a única alternativa a isso também não é nada boa: morrer jovem.

O número de achados falsos-positivos em exames laboratoriais ou de imagem é cada vez maior. Mais adiante aprofundaremos o conceito, mas por ora cabe dizer que a melhora da resolução dos métodos de imagem e a maior disponibilidade dos "marcadores tumorais" tornam crescente o número de pessoas que procuram os oncologistas para esclarecer esses achados, sempre desconfiando de que há um tumor oculto ou recém-formado.

Um dos casos mais dramáticos nesse sentido foi o de M. J., esposa de um ginecologista. Aos 52 anos, ela entrou na menopausa. Em função disso, seu marido resolveu solicitar um checape geral e incluiu a dosagem do CA 125 (marcador sérico para tumor de ovário). Todos os exames resultaram normais, exceto, é claro, o CA 125, cujo resultado foi de 80UI/ml para valores de referência de até 35UI/ml. O exame foi confirmado e continuava aumentado. O médico então solicitou uma segunda bateria de exames, mais invasivos – incluindo colonoscopia, endoscopia digestiva alta e tomografia computadorizada associada à emissão de pósitrons (PET-CT). Como todos os resultados foram normais, ele considerou que o marcador CA 125 geralmente é positivo em doenças ginecológicas e o PET-CT não é preciso para avaliar doenças de pequena monta que comprometessem o peritônio, que poderia ser o foco inicial da doença. Assim, ele procedeu a uma laparoscopia com biópsia do peritônio. O resultado foi normal, com ausência de neoplasia, tanto na inspeção da laparoscopia como na biópsia às cegas do peritônio.

Não sabendo mais como prosseguir com o caso, ele resolveu encaminhá-la a um oncologista, e foi assim que a conheci. Não havia queixas além do resultado anormal de um exame. Transcorridos três meses da descoberta do exame alterado, nada tinha mudado. Não havia mais exame que eu pudesse solicitar. Propus examiná-la em meses alternados por um semestre, e fomos espaçando as consultas à medida que os resultados eram normais e não havia sintomas. M. J. permanece absolutamente saudável há sete anos. Nunca mais dosamos seu CA 125.

Os pacientes são desconfiados de propósito – pelo menos a maioria deles. Parece ser algo intrínseco à sua natureza, mas alguns acabam obtendo justificativas em atendimentos médicos malfeitos. Foi o caso de S. R., uma moça de 28 anos, sem convênio médico, que procurou o posto de saúde dizendo ter palpado um nódulo na mama. O médico que deu o atendimento inicial nem a examinou – disse que câncer de mama não acometia ninguém aos 28 anos e que, nessa idade, ela não teria indicação sequer para mamografia. Afirmou tratar-se de displasia e prescreveu um anti-inflamatório.

Como o nódulo cresceu, a paciente resolveu procurar um hospital de referência, onde foi feito o diagnóstico de neoplasia de mama de comportamento agressivo. Claro que ela sempre desconfiava de tudo que os médicos lhe diziam.

O mais importante na relação médico-paciente é que existam confiança mútua, olho no olho, a verdade (que o paciente quer saber) desde o início.

O EQUILÍBRIO ENTRE A REALIDADE E A ESPERANÇA

Porém, os profissionais devem ter discernimento e cautela ao comunicar-se com o paciente sem possibilidades terapêuticas. O otimismo no relacionamento não deve transmitir a impressão de que a comunicação não é realista ou de que os sentimentos

A comunicação médico-paciente no tratamento oncológico

negativos e as necessidades emocionais do paciente não são conhecidos pelo profissional.

Muitos argumentam que manter a esperança e o otimismo sem mentir nem ignorar os reais riscos e preocupações do paciente sem chance de cura e de seus familiares é, provavelmente, um dos aspectos mais difíceis do trabalho de quem cuida desses doentes. Manter o otimismo não significa que conversas sérias ou a expressão de sentimentos negativos ou pessimistas não devam ocorrer. Essas situações podem e devem acontecer, mas precisam ser seguidas da busca construtiva e partilhada do lado positivo da situação.[12]

Não é possível quantificar a esperança, mas podemos discutir, ao menos em tese, a taxa de efetividade mínima para que um paciente aceite determinado tratamento. Claro que isso é muito relativo. Nenhuma mãe desiste do filho por haver apenas 0,5% de chance de sucesso, mas se for para a sogra, com chance de 40%, para que fazer a "velhinha" sofrer...

Mulheres em plena vida útil, casadas, com filhos adolescentes, aceitam quaisquer tratamentos para manter-se vivas. Já a aceitação por parte de senhores idosos, viúvos, aposentados, com neoplasia de próstata é bem mais baixa.

Em geral, os oncologistas sentem-se divididos entre a necessidade de explicar o prognóstico e a dificuldade pessoal de fazê--lo. É comum ouvirmos: "Eu não quero ser o que dá a sentença de morte" ou "Fomos treinados para curar os pacientes" – o que nada mais é do que um complexo "tanatolítico".

Os oncologistas temem que o ato de fornecer informação explícita sobre o prognóstico possa interferir na esperança do paciente. Frequentemente, sentem-se responsáveis por oferecer alento. É interessante a definição dicionarizada de "esperança":

1) Sentimento de quem vê como possível a realização daquilo que deseja; confiança em coisa boa; fé; 2) Rubrica: religião: a segunda das três virtudes básicas do cristão, ao lado da fé e da caridade [Representa-se por uma âncora.]; 3) Expectativa, espera; 4) Derivação: sentido figurado – aquilo ou aquele de que se espera algo, em que se deposita a expectativa; promessa; 5) Algo que não passa de uma ilusão [...][13]

Nota-se certa ambivalência: o sentimento de quem vê como possível aquilo que deseja e, ao mesmo tempo, algo que não passa de ilusão.

Talvez aqui caiba falar sobre sentido ou significado de vida – quem sente que tem algo a fazer, que é importante para alguém resiste mais, luta mais. Esta é a pergunta que faço sempre a todos os pacientes (com câncer ou não): para quê e para quem você vive? Por perderem esse sentido, e menos do que em virtude de depressão, o suicídio é mais comum em idosos.

Como disse o psiquiatra Viktor Frankl, "quem tem um 'porquê' enfrenta qualquer 'como'". E mais: "Quando a situação for boa, desfrute-a. Quando a situação for ruim, transforme-a. Quando a situação não puder ser transformada, transforme-se".

Uma vez, perguntei a uma paciente: "Qual o sentido da vida?" Ao que ela respondeu, jocosamente: "Da esquerda para a direita e de cima para baixo". E por falar nisso...

O HUMOR

O humor é uma forma de comunicação espontânea e contextual, caracterizada por expressões verbais, faciais e risos. O bom humor e a alegria, representados pela risada, são capazes de aliviar a tensão em um contexto de dor e sofrimento.

A comunicação médico-paciente no tratamento oncológico

Estudos apontam que o bom humor e o riso proporcionam um modo de aliviar a ansiedade, a tensão e a insegurança, além de servir como mecanismo de enfrentamento para lidar com questões opressivas. Utilizar o humor como estratégia de defesa ou enfrentamento permite ao indivíduo distanciar-se do estresse, mostrar sentimentos em geral difíceis de enfrentar – como a impotência e o medo –, esquecer as preocupações, evitar conflitos e relaxar.

Por outro lado, é também uma maneira de se proteger – e às vezes de se esconder – da situação assustadora do momento. Trata-se de um mecanismo de defesa de formação reativa – no desespero, o riso. Afinal, quem entra em contato com a dor não é a pessoa, mas um "personagem". Cada um encontra um meio próprio de lidar com a realidade, devendo ser respeitado em suas escolhas.

Humanizar a experiência da dor, do sofrimento e da perda requer algo mais da equipe de saúde. O bom humor entre pacientes, familiares e equipe proporciona a construção de relações terapêuticas que permitem aliviar a tensão inerente à gravidade da doença e proteger a dignidade e os valores do paciente.

Manter um olhar otimista valoriza os aspectos positivos da condição e promove uma atmosfera mais leve, alegre e agradável, podendo constituir uma alternativa para amenizar os problemas de comunicação entre membros da equipe, pacientes e familiares.

Não se pode negar que em essência a situação seja triste, mas encará-la com tristeza e pesar torna-a mais difícil. Não se trata de descaso, mas procurar um tom mais leve pode deixar a comunicação menos dolorosa.

É comum que os portadores de câncer utilizem o humor para trazer à tona suas preocupações acerca da doença, da morte e do processo de morrer. A melhor experiência nesse sentido talvez não seja minha, mas de meu filho Henrique e de seu parceiro Giba, integrantes da Operação Arco-Íris – grupo de palhaços que presta serviço voluntário em hospitais a crianças com câncer.[14] O que segue é o relato que eles fizeram dessa experiência marcante:

> Entramos em um dos quartos, o Giba e eu.
>
> A pedido da enfermeira, tentaríamos nos comunicar com o E., muito pequeno, que estava se recuperando e começava a escutar os primeiros sons.
>
> Viraram a cabecinha dele para que ele nos visse. Nós acenamos e demos um "oi" bem singelo.
>
> A enfermeira perguntou ao E. se ele estava nos vendo: "Se você está vendo eles, pisca o olhinho". Ele piscou.
>
> Entendemos que a forma de comunicação dele eram as piscadas e ele estava voltando a escutar.
>
> Depois de alguns olhares, eu disse que ia cantar uma música muito especial. O meu parceiro Giba compartilhava com a mãe aquele momento.
>
> A enfermeira falou, mais uma vez: "E., se você está escutando, pisca o olhinho". Ele piscou.
>
> Comecei a entoar "Minha canção"[15], uma das minhas músicas favoritas! E. abriu bem os olhinhos e passou a ouvir com atenção.
>
> "Dorme a cidade / Resta um coração / Misterioso / Faz uma ilusão"
> A enfermeira acarinhava o bracinho dele, tão frágil...
>
> "Soletra um verso / Lavra a melodia / Singelamente / Dolorosamente"
> O Giba começava a dormir nos braços da mãe, que ria, deliciada.
>
> "Doce é a música / Silenciosa"

A comunicação médico-paciente no tratamento oncológico

E. começou a fechar o olhinho...

"Larga o meu peito / Solta-se no espaço"

O Giba roncava de leve, a mãe sorria.

"Faz-se certeza / Minha canção / Réstia de luz / Onde dorme o meu irmão"

E onde dorme o E.

Vi que o Giba dormia também e o acordei, sussurrando que a música tinha acabado.

Os olhos de E. se abriram de leve, ele se remexeu na cama... e deixou o bracinho cair perto de mim.

Eu acenei e me despedi.

A mãe ficou muito feliz com os ouvidos do filho!

A enfermeira nos agradeceu.

Saímos, mas deixamos lá um coração de mãe e dois pequenos e lindos ouvidos.

A MUDANÇA DA PESSOA TORNADA "PACIENTE"

A presença de uma doença grave muda o modo de ser da pessoa. Necessitando de atenção e cuidado, o paciente em geral sofre uma regressão e se torna mais "infantilizado". Um executivo acostumado a lidar com negócios envolvendo milhões de reais e a demitir centenas de pessoas pode ter dificuldade de tomar decisões simples a respeito de sua saúde e de sua vida.

A necessidade de ser cuidado, amparado, pode desencadear algum grau de angústia, já que muitos pacientes revelam não temer a morte, mas o sofrimento e a dependência dos outros. Por outro lado, se a atenção e os "mimos" que o paciente recebe vêm ao encontro de uma carência antiga, há o risco de que o "ganho secundário da doença" favoreça a permanência desta. O mesmo ocorre, muito frequentemente, quando da enfermidade advêm benefícios financeiros, como bonificações e auxílio-doença.

Ao contrário do que acontece em situações médicas mais simples, o diagnóstico de uma doença grave, crônica e potencialmente fatal muda de forma significativa a visão da pessoa sobre o mundo e a vida, e essa mudança é tão maior em intensidade quanto mais jovem é a pessoa. Percebemos isso na prática ao propor tratamento quimioterápico a pacientes diferentes, em momentos diferentes da vida. Uma coisa é oferecer quimioterapia a uma senhora de 42 anos, casada, com filhos pequenos e portadora de câncer de mama. Outra é oferecer quimioterapia a um senhor de 82 anos, viúvo, com bisnetos e com câncer de próstata. As motivações costumam ser absolutamente distintas.

O paciente que recebe o diagnóstico de uma doença grave, potencialmente limitante de sua expectativa de vida e associada a certo grau de sofrimento, experimenta, no dizer de Nilton Bonder, um "estreitamento" de seu lugar no mundo.[16]

Ainda segundo Bonder, existem "quatro estágios distintos no reconhecimento da estreiteza de um lugar. Há os que: 1) sabem e sabem que sabem; 2) sabem mas não sabem que sabem; 3) não sabem e sequer sabem que não sabem e 4) não sabem mas presumem que sabem"[17].

Os que estão no primeiro estágio esperam pela chance de atravessar a tormenta e por uma nova situação de bem-estar que está por vir. Os que estão no segundo precisam ser despertados. "O lugar é estreito e ele assim o percebe, mas a possibilidade de empreender uma caminhada rumo ao futuro lhe escapa."[18]

Já o indivíduo que se encontra no terceiro estágio "não reconhece a estreiteza mesmo quando esta já se instalou. Necessita

A comunicação médico-paciente no tratamento oncológico

com urgência de terapia para dar conta da sensação de angústia que se origina em não saber o que há de tão inadequado em sua maneira de perceber seu corpo"[19]. Aquele que está no quarto estágio também não reconhece a estreiteza, apesar de apresentar um discurso que a desafia. A estreiteza, nesse caso, é uma figura de abstração, o que não significa que o indivíduo compreenda de fato o que está acontecendo. Não há dúvida de que essa é a situação que mais oferece dificuldade. A "amplidão" do pensamento teórico desse indivíduo cria ilusões que desviam sua visão. E, por nunca ter percebido, de fato, a estreiteza de seu mundo, nunca poderá passar adequadamente pelas tormentas da travessia.

A mudança na compreensão dos pacientes não é instantânea, mas se constrói ao longo de fases ou processos – até porque "sempre fazemos de nós uma aproximação do que somos, porque, em nossa imaginação, o que somos realmente nos é insuportável. Geramos assim uma inexistência encravada no âmago de uma identidade"[20]. Não há dúvida de que, sem conhecer perfeitamente a nós mesmos em situações normais, essa ignorância se acentua quando o corpo físico muda, quando a doença altera o que somos, tornando-nos mais "perdidos" nessa nova circunstância de vida.

Elizabeth Kübler-Ross foi pioneira em descrever as atitudes e reações emocionais suscitadas pela aproximação da morte em pacientes terminais, reações humanas que não dependem de um aprendizado apenas cultural. Seus trabalhos identificam os cinco estágios que um paciente pode vivenciar durante sua terminalidade: negação, raiva, barganha, depressão e aceitação.[21]

Mais do que fases, esses estágios devem ser vistos como processos, que se alternam, se intercalam e, às vezes, coincidem. Sua identificação é fundamental porque o discurso do paciente se altera em função do estágio que ele vive, devendo as interpretações e intervenções dos médicos ser ajustadas a essas fases.

A negação pode ser uma defesa temporária ou, em alguns casos, sustentar-se até o fim. O paciente desconfia dos pedidos de novos exames ou da competência da equipe de saúde. Quase sempre, o pensamento que traduz essa defesa é: "Não, eu não, não é verdade"[22].

Nessa fase, pode ser difícil discutir com clareza os resultados de exames ou da terapêutica. Um artifício importante é entregar ao paciente um breve resumo por escrito dos assuntos conversados e das providências a ser tomadas.

A raiva é a fase na qual surgem sentimentos de ira, revolta e ressentimento: "Por que eu?" Torna-se mais difícil lidar com o paciente, pois sua raiva se propaga em todas as direções e em seu entorno – muitas vezes, sem "razão plausível".

O médico, como portador de notícias desagradáveis, pode, por extensão, ser confundido com elas, e a raiva se estenderá ao profissional. É importante compreender as angústias dos pacientes nessa fase e tolerar "indiretas" ou agressões por atos ou verbalizações. Nesse período, o portador de câncer costuma buscar opinião de outros especialistas ou de outras pessoas, inclusive de áreas não relacionadas à oncologia.

É interessante como certos pacientes perdem a objetividade. Alguns ouvem vários especialistas que fornecem exatamente a mesma opinião, até que dentre eles um único profissional dá uma posição discordante. O paciente desconsidera a opinião (desagradável) da maioria e assume a do discordante com o seguinte discurso: "Até que enfim encontrei alguém que me entende!" Já na barganha o doente faz promessas por um prolongamento da vida ou por alguns dias sem dor ou males físicos. Em geral, as barganhas são feitas com Deus e, psicologicamente, podem estar associadas a uma culpa recôndita. Essa é a fase em que o paciente é mais influenciável, e nem sempre suas escolhas são feitas da forma mais racional possível. Iludido pelo "marketing da cura", ele pode submeter-se a exames e procedimentos com promessas irreais.

Além disso, a depressão talvez evidencie seu alheamento ou estoicismo, com um sentimento de grande perda. As dificuldades de tratamento e hospitalização prolongados pioram o quadro. O médico deve ter cuidado com as decisões dos pacientes de abandonar o tratamento e recusar intervenções. A depressão modifica o cenário que eles enxergam e compromete suas decisões.

Já na fase de aceitação o paciente se resigna com seu destino. A família pode precisar de ajuda, compreensão e apoio, à medida que o paciente encontra certa paz e a amplitude de seus interesses diminui. No entanto, determinados pacientes mantêm o conflito com a morte, sem atingir esse estágio. Quando atingido, porém, obtemos nossos melhores resultados.

Não há uma ordem para a ocorrência dessas manifestações, tampouco uma cronologia – o paciente pode vivenciar mais de um desses estágios concomitantemente, ou não vivenciar alguns deles. Trata-se de mecanismos de defesa para enfrentar o processo desconhecido do morrer, em que os conflitos de ordem emocional, material, psicológica, familiar, social e espiritual, entre outros, surgem de forma acentuada, afetando o relacionamento com a equipe de saúde.

Embora existam desdobramentos e alguns progressos em relação a essa teoria, mesmo no pensamento da dra. Kübler-Ross, a divisão em fases é bastante didática e se aplica não só quando a terminalidade é real, mas também quando a morte é vista como um acontecimento plausível e potencial – ou quando ocorre uma morte simbólica, com perda da identidade ou da integridade física. A autora afirma ainda que o retorno a fases que já se pensava estar superadas pode acontecer. E, segundo ela, a esperança poderia ser uma sexta fase a permear todo o processo.

A doença não é algo que vem de fora e se superpõe ao homem, mas um modo peculiar de a pessoa se expressar em circunstâncias adversas. É, pois, como uma de suas várias outras manifestações um modo de existir, ou melhor, de coexistir, já que propriamente o homem não existe, coexiste. E como o ser humano não é um sistema fechado, todo o seu ser se comunica com o ambiente, com o mundo, e mesmo quando aparentemente não existe comunicação isto já é uma forma de comunicação, como o silêncio, às vezes, é mais eloquente do que a palavra.[23]

Os sintomas, como ilustrado na Figura 1, não são a expressão direta de fenômenos fisiopatológicos; sua gênese é submetida a modulações psicológicas que modificam a percepção. Embora dor e sofrimento psíquico tenham conceitos bastante diferentes, estão intimamente relacionados: a dor aumenta o sofrimento psicológico, assim como este diminui o limiar de dor. A intensidade da dor pode mudar de forma drástica se estamos deprimidos, num ambiente hostil, em um momento de descontração e em boa companhia.

Depois que os mecanismos bioquímicos e fisiopatológicos são modulados pelos aspectos psicológicos, ainda há outra variável: o modo como o indivíduo lida com a expressão do sintoma. A forma final com que o sintoma se apresenta varia de acordo com o significado/ função que ele adquire na vida do paciente, com sua compreensão cognitiva e com suas experiências psicossociais – como rede de afetos e suporte, nível cultural e história de vida.

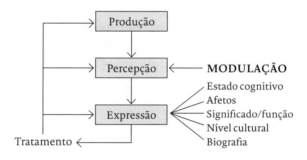

Figura 1 – A construção do sintoma

Assim, é preciso mais do que auscultar, palpar, percutir... É necessário ouvir com atenção, escutar avidamente e perscrutar as relações e os significados ocultos e o sintoma como forma específica de expressão.

Dois pacientes relataram suas experiências com o início do ciclo de quimioterapia. O primeiro disse que foi a pior experiência da sua vida. Ele apresentou um único episódio de vômito, mas tão forte que o deixou com um amargor na língua, incapacitando-o de se alimentar de forma adequada e deixando-o cansado e fraco. Em virtude disso, não colheu os exames laboratoriais solicitados e disse não estar preparado para a segunda dose do tratamento.

Já para o outro paciente a quimioterapia foi "de lascar". Segundo ele, foram mais de 15 episódios de vômito, mas ele tomara os medicamentos prescritos contra o enjoo, lavara a boca e já estava pronto para seguir em frente. "Temos de prosseguir para não dar trégua à doença e acabar logo com isso."

É preciso enxergar que todo sintoma tem uma função, mesmo quando sua gênese é farmacológica ou fisiopatológica. Uma senhora tinha muitas dores, que afirmava serem de difícil controle. Ao ouvir seus relatos, descobrimos que ela era viúva e vivia sozinha. Ela tinha duas filhas casadas, que moravam próximas. Quando a idosa estava com dor e tinha dificuldade de cozinhar e cuidar da casa, uma das filhas vinha ajudá-la. Quando ela melhorava, as filhas voltavam cada qual para sua casa. Assim, a dor e o mal-estar passaram a ser uma necessidade.

É interessante também observar como o paciente nomeia o sintoma, as palavras que usa. É diferente dizer "foi de lascar" ou seja tirar lascas, pedaços, de dizer "fiquei com um amargor".

Outra dificuldade que se nos apresenta é a impossibilidade de isolar os sintomas. Não é possível fazer uma avaliação isolada de cada um deles, como mostra a Figura 2.

Os sintomas acontecem em agrupamentos, e a modificação de um interfere na dinâmica do outro, o que se agrava com os efeitos adversos da medicação de suporte. É preciso entender a dinâmica da situação e agir com base em prioridades, levando em conta a gravidade da doença e os fatores que mais comprometem a qualidade de vida do paciente.

A comunicação médico-paciente no tratamento oncológico

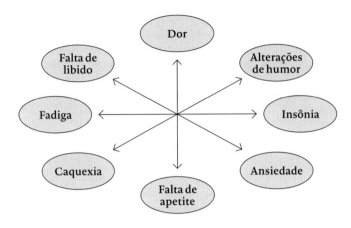

Figura 2 – Agrupamento de sintomas

Notas bibliográficas

1. Stefanelli, M. C. *Comunicação com o paciente: teoria e ensino*. São Paulo: Robe, 1993.
2. Araújo, M. M. T.; Silva, M. J. P. da; Puggina, A. C. G. "A comunicação não verbal enquanto fator iatrogênico". *Revista da Escola de Enfermagem da USP*, v. 41, n. 3, 2007, p. 419-25.
3. Carroll, J. B. *Psicologia da linguagem*. 3. ed. Rio de Janeiro: Zahar, 1977.
4. Azeredo, J. C. *Gramática Houaiss da língua portuguesa*. São Paulo: Publifolha, 2011.
5. Druon, M. *O menino do dedo verde*. 85. ed. Rio de Janeiro: José Olympio, 2008.
6. Balint, M. *O médico, seu paciente e a doença*. Rio de Janeiro: Atheneu, 1984.
7. Beauchamp, T. L.; Childress, J. F. *The principles of biomedical ethics*. 4. ed. Nova York: Oxford, 1994.
8. Mill, J. S. *On liberty*. Boston: Collier, 1909, p. 5.
9. Cardozo, B. "Dissenting opinion in Schloendorff v. Society of New York Hospital". 211 N.Y. 125, 105 N.E. 92. 1914.
10. Matos, M. J. G. *O ser-no-mundo com câncer*. Tese (doutorado em Enfermagem), Universidade de São Paulo, São Paulo (SP), 1996.
11. Conselho Regional de Medicina do Estado de São Paulo. *Código de ética médica: código de processo ético profissional, conselhos de medicina, direitos dos pacientes*. São Paulo: CRM-SP, 2013.
12. Jarrett, N. J.; Payne, A. S. "Creating and maintaining 'optimism' in cancer care communication". *International Journal of Nursing Studies*, v. 37, n. 1, 2000, p. 81-90.

Ricardo Caponero

13. "Esperança". *Grande dicionário Houaiss da língua portuguesa.* Disponível em: <http://houaiss.uol.com.br>. Acesso em: 15 set. 2013.
14. Para saber mais, visite: <http://operacaoarcoiris.org.br/>. Acesso em: 13 abr. 2015.
15. Os Saltimbancos. "Minha canção". Disponível em: <http://letras.mus.br/os--saltimbancos/275212/>. Acesso em: 20 ago. 2013.
16. BONDER, N. *A alma imoral.* Rio de Janeiro: Rocco, 1998.
17. *Ibidem,* p. 51.
18. Idem.
19. Idem.
20. *Ibidem,* p. 52.
21. KÜBLER-ROSS, E. *Sobre a morte e o morrer.* São Paulo: Martins Fontes, 1985.
22. SUSAKI, T. T.; SILVA, M. J. P. da; POSSARI, J. F. "Identificação das fases do processo de morrer pelos profissionais de enfermagem". *Acta Paulista de Enfermagem,* v. 19, n. 2, 2006, p. 144-49.
23. PERESTRELLO, D. *A medicina da pessoa.* 4. ed. São Paulo: Atheneu, 1989, p. 71.

2. A IMPORTÂNCIA

A comunicação é fundamental em todos os aspectos da relação médico-paciente-família. Impressionam os malefícios oriundos da má comunicação, em todos os aspectos. Uma das áreas mais negligenciadas é a sexualidade. De um lado, pela censura cultural inerente ao tema, ainda tabu em vários aspectos; de outro, por se acreditar que se trata de um assunto secundário no caso de pacientes portadores de uma doença grave como o câncer, ou sob tratamentos "fortes" como a quimioterapia ou a radioterapia. Importa, aqui, entender que sexualidade e conjugalidade são diferentes. Mesmo quando não é possível o exercício da sexualidade, a conjugalidade é imprescindível.[1]

De acordo com a Organização Mundial da Saúde, sexualidade e intimidade são essenciais ao bem-estar e à qualidade de vida, não devendo ser negligenciadas.[2] Por certo o diagnóstico de câncer, bem como suas diferentes abordagens terapêuticas, afeta o bem-estar psicológico e a qualidade de vida do paciente oncológico, de sua família e, especialmente, de seu parceiro.[3] Há evidências bem estabelecidas de que o câncer e os fatores físicos, psíquicos e sociais a ele associados podem resultar em prejuízos significativos à função sexual, ao estado emocional e ao relacionamento do casal.[4,5]

Nesse aspecto, fiz uma das minhas intervenções mais rápidas e eficazes. Uma paciente de 36 anos que fora submetida a uma mastectomia esquerda contou-me que estava com problemas no casamento. Casada havia dois anos, as relações sexuais antes da cirurgia eram quase diárias, mas depois da operação o marido deixou de procurá-la. Segundo a paciente, isso acontecia pela mutilação física, pois, sem reconstrução imediata, ainda estava sem a mama esquerda. Acreditando que o motivo era a rejeição "estética", ela também não procurava o marido, "para não constrangê-lo".

Perguntei se eu poderia falar em particular com seu marido, com o que ela concordou. Comecei a conversa com ele perguntando como estava a vida do casal. Segundo o rapaz, eles estavam casados havia pouco tempo e ainda estavam construindo um relacionamento mais íntimo, mas ambos já eram maduros o bastante para superar a crise que, como já esperado, abalara a relação. Perguntei mais especificamente sobre a sexualidade, e ele respondeu: "Doutor, eu não sou um 'bicho', posso refrear meus instintos e meus desejos!" Continuou dizendo que a esposa estava tão fragilizada pela perda da mama e dos cabelos que ele podia muito bem esperar que ela ficasse boa para que retomassem a vida íntima.

Foi só juntar os dois e mostrar o que ambos queriam e não tinham coragem de abordar um com o outro. Saíram do consultório direto para o motel. Nesse caso, a dificuldade de comunica-

A comunicação médico-paciente no tratamento oncológico

ção não era com o médico, mas entre o casal. Novamente, vemos a conspiração do silêncio e o mito da proteção mútua – que, além de não impedir o sofrimento, faz que as pessoas sofram sozinhas! Outros problemas de relacionamento podem ser mais complexos; afinal, como diz Nilton Bonder, "um casal nunca é dois; um casal é dois mais um olhar externo, um terceiro. Dois é o lugar erótico infantil e animal, três é o lugar erótico-vestido da consciência. Por isso o casamento é sempre moral"[6].

Claro que pode haver disfunções sexuais orgânicas durante o tratamento antineoplásico ou como sequela tardia dele, mas isso não impede que uma conversa franca permita encontrar soluções sexuais – além da penetração vaginal – que tragam prazer. Sem dúvida a qualidade de vida pode ser melhorada se, no acompanhamento do paciente com câncer, além da atenção às recidivas, houver análise da função sexual e, em caso de disfunção, recomendação de tratamento. Vale salientar que os pacientes costumam não expressar suas preocupações com a vida sexual, preferindo que o profissional tome a iniciativa de perguntar.[7]

Esse cuidado faz parte da boa medicina, ou melhor, da medicina, porque só existe a boa medicina. Se não for boa, não merece esse nome. Assim, trata-se de uma profissão de fé e de um motivo de orgulho. Os que tiveram a chance de conhecer um grande mestre como o professor Luiz Venere Décourt receberam dele um credo:

> Creio na medicina que, sendo técnica e conhecimento, é também ato de solidariedade e de afeto; que é dádiva não apenas de ciência, mas ainda de tempo e de compreensão; que sabe ouvir com interes-

se, transmitindo ao enfermo a segurança de que sua narração é recebida como o fato mais importante desse momento. Medicina que é amparo para os que não têm amparo; que é certeza de apoio dentro da desorientação, do pânico ou da revolta que a doença traz. Creio na medicina que serve aos doentes e nunca se serve deles.[8]

A COMUNICAÇÃO COMO TERAPÊUTICA

No contexto da assistência à saúde, toda comunicação – verbal e não verbal – deve ser benéfica, efetiva, terapêutica. Conceitua-se comunicação terapêutica como a habilidade do profissional de utilizar seu conhecimento sobre comunicação para ajudar a pessoa a enfrentar seus problemas, conviver com os outros, ajustar-se ao que não pode ser mudado e superar os bloqueios à autorrealização.

Um antigo aforismo de autoria incerta, repetido inúmeras vezes na história da medicina, é: "Curar às vezes, aliviar muitas vezes e consolar sempre". Essa é a máxima da profissão médica.

A comunicação com o paciente durante a evolução de doenças graves – sobretudo nas fases mais avançadas – é um recurso terapêutico importante e eficaz. Porém, muitos profissionais de saúde têm dificuldade de estabelecer um processo comunicativo eficaz, percebendo-se mal preparados nesse aspecto.

Muitos profissionais desconhecem técnicas de comunicação terapêutica e evitam o contato verbal com os pacientes que vivenciam o processo de morrer, afastando-se deles por não saber trabalhar os sentimentos que a situação de morte iminente lhes desperta.

Um trabalho estruturado com pacientes em fase avançada da doença evidenciou que: eles destacam o papel da comunica-

A comunicação médico-paciente no tratamento oncológico

ção e do relacionamento interpessoal no contexto da terminalidade; a relação de confiança estabelecida com os profissionais de saúde e cuidadores com base na leitura dos sinais não verbais destes reafirma o desejo de não conversar apenas sobre a doença; a comunicação verbal otimista, alegre e afetiva é valorizada.[9] Assim, embora o diálogo possa ser estruturado de forma bastante metódica e profissional no início da comunicação, à medida que a doença avança e o estado de saúde do paciente se agrava, ele deseja, mais do que a conversa técnica, a comunicação verbal terapêutica – que envolve o contato humano e conforta – e a comunicação não verbal – que transmite a presença compassiva e consola.[10] Despe-se o jaleco branco do profissional e investe-se do humano. Mais do que a técnica verbal, valem o olhar, o gesto, a sinceridade da presença acolhedora. Os pacientes esperam resgatar a importância da relação humana e mostram que o relacionamento interpessoal baseado na empatia e na compaixão é o principal subsídio que esperam de quem deles cuida.

Os pacientes expressam em seus discursos o que no senso comum parece ser consensual: que profissional de saúde bom é aquele que te *olha nos olhos*, ou seja, que presta atenção e mostra dar importância àquilo que o paciente fala. Ao manter o contato por meio do olhar, o profissional passa a mensagem silenciosa de que se importa não apenas com o que o paciente está falando, mas também com o que ele está sentindo e expressando. Preocupa-se com o paciente enquanto ser humano, com sentimentos e emoções, e não apenas com um sintoma ou um órgão comprometido.[11]

59

O TEMPO COMO ALIADO

O tempo de convívio é o nosso principal aliado. Quanto mais tempo de convivência tivermos, mais estaremos entrosados com o paciente. Ele aprenderá com nosso "jeito" e nos conhecerá, assim como nós tomaremos consciência de seu modo de pensar e de sua forma de existir, de se posicionar no mundo. Quanto mais intenso e duradouro é o relacionamento, mais tempo temos para os detalhes. Não existe interação imediata. Mesmo quando há empatia, o conteúdo a ser intercambiado é grande e demanda tempo, o qual, se bem aproveitado, traz confiança mútua, com interação maior e mais significativa.

A técnica de comunicar as más notícias pode ser impecável, a comunicação efetiva pode ser perfeita, mas os pacientes querem mais que isso. Por essa razão não fomos substituídos pelo Google ou por robôs. Os pacientes desejam contato humano. Além de conhecimento técnico, eles necessitam de calor e proximidade, ou seja, do saber humanístico, da presença que reflita compreensão e apoio.

Há algum tempo, as enfermeiras da nossa clínica solicitaram que os pacientes fossem atendidos em forma de rodízio, ou seja, que não houvesse uma enfermeira fixa para cada um deles. Tal procedimento serviria para diminuir nelas a angústia causada por cuidar daqueles que estavam piorando, e isso ficou evidente quando atendemos um jovem empresário. Simpático e envolvente, ele conquistou a todos na clínica. Enquanto as coisas iam bem, o clima era ótimo; porém, quando a doença começou a progredir e o estado geral dele piorou, a equipe toda passou a sofrer com ele. O dia em que o jovem aparecia para consulta ou tratamento era "cinza".

A comunicação médico-paciente no tratamento oncológico

Já quando ouvimos os pacientes, o desejo expresso foi exatamente o oposto. Eles queriam ser atendidos sempre pela mesma enfermeira, ou seja, buscavam vínculos. Não o vínculo com o papel de enfermeira, mas um vínculo pessoal com a pessoa que estava por detrás da função. Para que isso aconteça sem prejuízo tanto de pacientes e familiares quanto para os membros da equipe de saúde, é necessário tomar determinados cuidados com o profissional. Acolher as angústias e dores emocionais dos membros da equipe, particularmente da enfermagem – que, por seu próprio fazer específico, estão mais perto do sofrimento –, ajudará a prevenir o adoecimento por síndrome de esgotamento (burnout).

É inegável que, quanto mais o profissional se envolve, mais ganha do outro, mas mais dolorosa é a separação. Nossa psicóloga costuma dizer que se gastamos meses investindo em um vínculo profícuo e significativo depois levamos ainda mais tempo para nos desfazer dele.

Porém, sem a proximidade com o outro não podemos ajudar. É como querer resgatar alguém que se afoga sem se molhar. É preciso ter comprometimento pessoal e um grau de envolvimento profissional e pessoal. É evidente que também sofremos com as perdas. O segredo está em renascer... Aprender com cada um para ajudar ao próximo, crescendo também como pessoa. É doloroso, mas gratificante.

Perguntaram-me se não é muito triste fazer oncologia; respondi que com certeza não. Partimos da derrota. Praticamente todo mundo que sentou à nossa frente já pensou na morte. Os que a negam o fazem exatamente por já ter pensado nela. Então, tudo que vier em seguida é lucro. Festejamos cada uma das nossas

Ricardo Caponero

vitórias – que, felizmente, são cada vez mais comuns. Partindo da ideia da morte, lidamos com a vida existente no momento.

NOTAS BIBLIOGRÁFICAS

1. MACIEIRA, R. C.; MALUF, M. F. "Sexualidade e câncer". In: CARVALHO, V. A. et al. (orgs.). Temas em psico-oncologia. São Paulo: Summus, 2008, p. 303-15.
2. "The World Health Organization Quality of Life Assessment (WHOQOL): position paper from the World Health Organization". Social Science and Medicine, v. 41, n. 10, 1995, p. 1403-09.
3. HODGES, L. J.; HUMPHRIS, G. M.; MACFARLANE, G. "A meta-analytic investigation of the relationship between the psychological distress of cancer patients and their carers". Social Science and Medicine, v. 60, n. 1, 2005, p. 1-12.
4. GUREVICH, M. et al. "(Dis)embodying gender and sexuality in testicular cancer". Social Science and Medicine, v. 58, n. 9, 2004, p. 1597-607.
5. JURASKOVA, I. et al. "Post-treatment sexual adjustment following cervical and endometrial cancer: a qualitative insight". Psycho-Oncology, v. 12, n. 3, 2003, p. 267-79.
6. BONDER, N., op. cit., p. 24.
7. SPRUNK, E.; ALTENEDER, R. R. "The impact of an ostomy on sexuality". Clinical Journal of Oncology Nursery, v. 4, n. 2, 2000, p. 85-88.
8. DÉCOURT, L. V. "Credo". Citado em: CAMARGO, O. P.; LEME, L. E. G. "As aulas mágicas do professor Décourt". Diagnóstico & Tratamento, v. 17, n. 4, 2011, p. 190-91.
9. ARAÚJO, M. M. T.; SILVA, M. J. P. da. "A comunicação com o paciente em cuidados paliativos: valorizando a alegria e o otimismo". Revista da Escola de Enfermagem da USP, v. 41, n. 4, 2007, p. 668-74.
10. HIGGINSON, I.; CONSTANTINI, M. "Communication in end-of-life cancer care: a comparison of team assessment in three European countries". Journal of Clinical Oncology, v. 17, n. 20, 2002, p. 3674-82.
11. ARAÚJO, M. M. T.; SILVA, M. J. P. da, op. cit.

3. O MOMENTO

Diante da doença, existe um grau estreito de liberdade de escolha. O sintoma está presente, cabendo a seu portador marcar ou não uma consulta médica. Ele pode atrasar um pouco a realização dos exames ou o agendamento da consulta para saber dos resultados. Também pode desistir e não voltar mais. Se der certo, não era nada de grave. Mas, se era algo grave, essa "política do avestruz" não vai funcionar.

Diz o povo: "Quem procura acha!" No caso das doenças mais graves, como o câncer, a frase pode ser completada: "Quem procura acha, ainda bem!" Porque quem não procura também acha, só que tarde – às vezes, tarde demais. E, se encontrou, é porque já estava ali: o exame não produz a doença, apenas a encontra – é sorte quando a encontra logo. O medo do diagnóstico não muda seu resultado, mas pode atrapalhar o prognóstico.

Dados epidemiológicos nos dizem em que faixa etária uma doença apresenta maior incidência, mas ainda não podemos "adivinhar" que enfermidade vai surgir nem quando. Resta-nos então prevenir o que for prevenível e tratar o que for tratável.

É comum os pacientes dizerem: "Eu não estava preparado para isso agora". Mas quem está? A doença não escolhe hora. Instalada a doença e feito o diagnóstico, esse é o momento. Aceitando ou não, é agora que as coisas precisam ser resolvidas. Até hoje, só atendi uma senhora que disse já estar preparada para o surgimento da doença. Conversando com a filha, depois da consulta, ela me disse que fazia alguns meses que a mãe colecionava artigos de jornais e revistas sobre a enfermidade que ela dizia saber que teria. Premonição? Pelo sim, pelo não, preferimos encaminhá-la a um psiquiatra.

Não há uma hora certa para ter câncer, e muitas vezes não conseguimos evidenciar características hereditárias nem fatores de risco. O câncer não é um castigo, mas, como diz o rabino Henri Sobel, "uma doença moralmente cega". Não é uma punição: pode acometer homens, mulheres, crianças, idosos, pessoas honestas, criminosos etc. Alguns afirmam que o câncer é "democrático".

Ao dar o diagnóstico a um paciente, costumo recomendar a ele e seus familiares que leiam o livro *Quando coisas ruins acontecem às pessoas boas*[1], de Harold S. Kushner.

É normal que o paciente queira discutir todas as possibilidades e todos os prognósticos possíveis já na primeira consulta. Quando passamos para os inúmeros "e se...", é melhor conferir mais objetividade à conversa. Um ponto de cada vez. É importante assegurar ao paciente que a primeira consulta é uma conversa inicial, podendo muitas outras dúvidas ser esclarecidas nas consultas subsequentes. Como veremos, uma boa forma de comunicação é estruturar a conversa e ter pontos específicos bem definidos, com objetivos claros, para cada conversa.

A comunicação médico-paciente no tratamento oncológico

A meta principal da primeira consulta é esclarecer o diagnóstico, interpretando seu real significado, e apresentar o plano terapêutico. Só isso já é complexo demais na maioria das vezes, e pelo menos o plano terapêutico terá de ser reabordado nas consultas subsequentes.

Uma vez que o paciente adquire confiança e sente liberdade para comunicar-se com franqueza, uma enxurrada de assuntos vem à tona. Nessa hora, é preciso estabelecer uma ordem hierárquica de prioridades.

Com o passar do tempo, a confiança recíproca se desenvolve e o médico passa a ser um conselheiro oficial, muitas vezes não só do paciente, mas também da família. Certa vez, uma paciente antiga, divorciada, veio ao consultório e contou-me que conhecera um senhor num baile para a terceira idade com quem acabou se envolvendo. Porém, em um dos encontros, ela percebeu que ele furtara o talão de cheques de sua bolsa. Eu lhe disse que aquele não era um assunto para mim, mas recomendei a ela que fosse ao banco sustar o talão de cheques e depois à delegacia, para registrar a ocorrência. Ela retrucou que já fizera tudo isso, mas só comigo poderia comentar o que aconteceu.

O essencial é garantir ao paciente e a seus familiares que eles terão tempo em múltiplas outras oportunidades para esclarecer as dúvidas residuais e as novas questões que surgirem. A consciência de que continuaremos nossa conversa em um futuro próximo é um passo importante para diminuir a pressão e a ansiedade na consulta atual.

O conforto do paciente também é fundamental. Como disse uma paciente, é impossível focar no positivo se a dor é insuportável. Na verdade, é impossível focar em qualquer coisa que não seja a própria dor. Foi esse o caso de J. F.

Ela foi operada para a retirada de um mesotelioma maligno que invadia a parede costal. O procedimento consistiu em uma pneumonectomia (retirada de todo o pulmão direito) e na ressecção da parede torácica. O cirurgião conseguiu obter margens livres, porém exíguas, e não havia comprometimento linfonodal.

Em nossa primeira consulta, J. F. não se sentou na cadeira. Ficou apoiada na mesa com uma expressão de grande sofrimento. Perguntei-lhe se estava com muita dor e ela assentiu, dizendo sentir-se assim desde a alta do hospital, ocorrida havia três dias, e não estar nem conseguindo dormir. Perguntei-lhe se ela recebera a prescrição de algum analgésico e ela mostrou a receita de um anti-inflamatório. Indagada sobre ter informado o cirurgião sobre a dor, ela disse que o fizera, mas ele respondera que aquela dor era normal depois de uma cirurgia tão extensa quanto a que ele tinha realizado.

É importante ressaltar que determinados desconfortos (dor, inclusive) **são esperados**, mas nunca normais. Se são esperados, por que não preveni-los ou ao menos tratá-los mais de perto? Lembremos que aliviar sintomas é **dever** do médico e um ato divino, constituindo um dos aforismos hipocráticos: *"Sedare dolorem opus divinum est"* – sedar a dor é obra divina.

Não havia clima para explicações complexas. Forneci prescrição por escrito com a indicação de morfina com administração regular e doses de resgate, além dos medicamentos adjuvantes. Pedi à paciente que me ligasse no dia seguinte para ajustes da medicação, conforme tivesse melhorado da dor, e voltasse ao consultório dois dias depois – quando pudemos conversar ade-

A comunicação médico-paciente no tratamento oncológico

quadamente sobre a proposição de radioterapia focal e quimioterapia adjuvante.

Conversar com ela no momento da dor teria sido absolutamente ineficaz e até desumano. O paciente precisa estar confortável para conseguir concentrar-se na conversa. Um paciente com dor grave fica com o pensamento disperso e pouco assimila qualquer informação dada. A dor o deixa irritadiço e ele tende a fornecer respostas curtas e inexpressivas, a fim de se livrar o mais rápido possível da situação desconfortável.

Para que as conversas sejam produtivas, o paciente precisa estar em um momento oportuno do ponto de vista psíquico, mas sobretudo físico. Náuseas, vômitos, diarreia, mucosite oral e dor, entre outros sintomas, interferem no conforto e no bem--estar do indivíduo, dificultando a comunicação efetiva.

Outro caso marcante foi o de uma paciente de 32 anos, com neoplasia avançada de mama, com múltiplas metástases ósseas e fraturas patológicas. Internada, ela padecia de muita dor. Ela gritava e os analgésicos não eram suficientes. Desesperada, ela pedia por eutanásia, e foi nesse contexto que pediram minha avaliação.

Ao entrar no quarto, perguntei: "Foi daqui que pediram a eutanásia?" (Aprendi que nada melhor do que uma abordagem direta.) Ela me disse que só não tinha pulado pela janela porque as fraturas a impediam de ficar em pé.

Fui ao posto de enfermagem e prescrevi um opioide forte para aplicação endovenosa. A enfermeira se espantou e perguntou: "O doutor vai fazer a eutanásia mesmo?" Respondi que, com a dor que a paciente apresentava, aquela dose nem a faria dormir. Insisti na administração imediata e disse à enfermeira que entraria no quarto logo a seguir.

Assim foi feito. Ao rever a paciente, a dor não havia desaparecido por completo, mas era evidente o alívio proporcionado. Repeti a pergunta: "Foi daqui que pediram a eutanásia?" Ela rapidamente respondeu: "Não, não! Ninguém me contou que a dor podia ser aliviada".

Diante da dor, é impossível manter o juízo perfeito. Dessa forma, momentos extremos nunca são oportunos para conversas sensíveis.

NOTA BIBLIOGRÁFICA

1. KUSHNER, H. S. *Quando coisas ruins acontecem às pessoas boas.* 2. ed. São Paulo: Nobel, 1988.

4. O LOCAL

Nem sempre temos a prerrogativa de escolher o local onde se dá a comunicação. Pode ser que ela ocorra no corredor de um pronto-socorro, na sala de espera de um Centro de Terapia Intensiva (CTI), na ala de internação de um hospital etc.

O ideal é ter um ambiente silencioso, com o máximo de privacidade e o mínimo de interrupções. Manter uma jarra com água ajuda, pois a ansiedade deixa as pessoas com a boca seca. Também é útil ter uma caixa com lenços de papel. Além de demonstrarem que se está atento às necessidades que vão além do tratamento, esses cuidados facilitam a expressão de emoções.

Como nem sempre o ambiente ideal é factível, devemos tentar chegar o mais próximo possível dele. Talvez seja mais adequado conversar no jardim do hospital do que no corredor. Esse tipo de conversa sempre acaba atraindo a atenção das pessoas que estão por perto e perde-se a privacidade.

Para pacientes em cuidados paliativos, é comum utilizarmos uma cadeira ao lado da cama. Isso preserva o espaço do paciente e remove a ideia de que estamos com pressa. É adequado informar a ele sobre nossa disponibilidade de tempo.

A princípio o paciente deve, sempre que possível, ser o primeiro a ser informado sobre sua situação e, idealmente, indicar aqueles que devem ficar a par dela. Na impossibilidade de o paciente fazê-lo, a lei aponta que, no caso de maiores de idade, o primeiro a saber é o cônjuge e, em seguida, os filhos. No caso de menores, os pais devem ser sempre informados.

Um dizer popular afirma: "O hábito não faz o monge". Embora isso não seja sempre verdade, parece que, mesmo que o hábito não faça o monge, "são as alfaias que enobrecem a cerimônia". Ou seja, há sempre certa "solenidade" na interação. Por mais simples que seja, não se trata de uma "conversa" de botequim. Invariavelmente, emoções diversas estão envolvidas e afloram. É preciso que aqueles a quem nos dirigimos sintam-se "contidos" – não no sentido de restrição, mas no de continência, suporte, respaldo, acolhimento.

Os pacientes apreciam mais do que uma conversa técnica. Não adianta decorar os passos para uma comunicação eficiente ou para dar más notícias: requer-se certo grau de envolvimento pessoal, de cumplicidade. Para tanto, os poucos momentos de conversas em particular podem ser um tempo bastante restrito, e hoje, com as facilidades dos meios eletrônicos, alguns apreciarão muito se puderem fazer contato também por e-mail.

Às vezes, é mais fácil falar sobre determinados assuntos sem o "olho no olho". Trata-se de uma situação meio psicanalítica, com o terapeuta fora do campo de visão do analisando. É possível aceitar essa forma de comunicação, mas sempre que

A comunicação médico-paciente no tratamento oncológico

possível o contato deve ser pessoal, que é mais rico e possibilita atitudes mais imediatas, quer para intervenção, quer para suporte emocional.

Toda forma de contato pode ser útil, dependendo das circunstâncias, como foi o caso de N. E., uma mulher de 28 anos que recebeu o diagnóstico de neoplasia de mama. Foi indicada uma mastectomia radical modificada com preservação de pele e colocação imediata de uma prótese de silicone. Houve problemas vasculares locais no pós-operatório e a pele sobre a prótese necrosou, precisando ser retirada. Com a dissecção linfonodal necessária, já que havia múltiplos linfonodos comprometidos, e as duas cirurgias, N. E. apresentou um linfedema (acúmulo anormal de linfa entre a pele e o músculo) severo do braço e do antebraço direitos.

A paciente trabalhava como aeromoça e na época não tinha namorado. Ao ficar a par de sua situação, ela de imediato compreendeu que não só sua mama fora mutilada, mas sua profissão e a vida familiar com que ela sonhara, com filhos. Dada a gravidade da doença, foi indicada quimioterapia, o que provavelmente provocaria infertilidade.

Naquela época as possibilidades de preservação da fertilidade em uma mulher jovem, sem parceiro para proceder à fertilização *in vitro* e ao congelamento de embriões, eram muito restritas. A opção foi sublimar seus desejos maternais "adotando" um sobrinho, que ela chamava de forma jocosa de "bastardinho".

Muitos assuntos eram particularmente difíceis, e N. E. passou a me enviar cartões-postais nos quais redigia respostas às questões que eu havia formulado. Com base no que ela escrevia, eu propunha mais questões nas consultas seguintes – e assim se deu nossa comunicação, sempre de maneira muito eficiente.

O ponto mais crítico foi ajudar N. E. a lidar com a mãe. Ao constatar a recidiva da doença e a irreversibilidade das múltiplas lesões hepáticas, ela começou a expressar a vontade de não mais submeter-se a tratamentos com efeitos adversos significativos. Porém, sua mãe achava que ela devia lutar sempre, sem desistir. Aos poucos, a evolução foi satisfatória e conseguimos convencer a mãe a permitir a hospitalização na fase avançada. Dada a instalação de insuficiência hepática e coma, pouca sedação foi necessária.

O tratamento de N. E., no começo de minha carreira, correspondeu a um momento de grande crescimento pessoal. Ao ser indagada sobre quanto ela tinha crescido e aprendido no transcorrer da doença, ela escreveu:

"Descobri que Deus é um velhinho esclerosado, que não sabe o que está fazendo nem o que é qualidade na produção."

"Consegui histórias e cicatrizes capazes de deixar um marinheiro com inveja."

"Descobri que até na desgraça deve-se ter sorte."

"Entendi o verdadeiro sentido da frase de João Guimarães Rosa: 'Viver é um negócio perigoso'."

"Descobri que não devemos nos estressar com a ideia da saída nem com a da chegada, mas apenas considerar os riscos da travessia."

"Que as pessoas que lutaram para alcançar seus objetivos o fizeram não porque queriam muito alcançá-los, mas talvez porque não tivessem outra opção."

"Que pensar no positivo não funciona quando a dor é insuportável."

"Que a energia vital não é simplesmente uma ideia esotérica, mas uma necessidade real quando se está no limite da existência."

A comunicação médico-paciente no tratamento oncológico

Analisando essas frases, percebe-se que, embora permaneçam com a doença, alguns pacientes podem morrer curados em vários níveis – emocional, espiritual etc. É também fácil observar como certas pessoas constroem uma grande biografia mesmo vivendo pouco.

Cada uma dessas frases foi uma lição que serviu para ajudar muitos outros pacientes, além de ter contribuído para o meu crescimento e desenvolvimento profissional. Começando na carreira oncológica, eu ainda tinha muito forte em mim o afã de curar. Depois desse caso, aprendi que "não devemos nos estressar com a ideia da saída", já que não temos controle sobre ela. Não nos é dada a opção de escolher a doença nem seu prognóstico. Também não devemos nos estressar "com a chegada", já que a vida é sempre finita. Cabe-nos "apenas considerar os riscos da travessia" e fazer as melhores opções.

Apesar da conclusão "triste" – afinal, "por isso temos braços longos para os adeuses"[1] –, a possibilidade de um contato amplo, pessoal e por cartões-postais mostrou-me que os pacientes desejam mais do que a técnica: eles necessitam da cumplicidade.

É mais fácil para os mais velhos aceitar a finitude e proximidade da morte. Menos lhes é amputado. Os pacientes jovens sofrem perdas mais expressivas, e o contato sincero com o outro é o que de mais importante se pode obter.

Afinal, como disse Victor Frankl, o ruim não está no morrer, mas numa morte sem significado.[2] A terapia centrada no significado individual tem claros benefícios de curto prazo para o sofrimento espiritual e para a qualidade de vida em pacientes com câncer avançado, sendo essa conclusão compartilhada por clínicos do Memorial Sloan-Kettering Cancer Center, de Nova York.[3]

Notas bibliográficas

1. MORAES, V. de. "Poema de Natal". In: *Antologia poética*. Rio de Janeiro: Editora do Autor, 1960, p. 147.
2. FRANKL, V. *Em busca de sentido: um psicólogo no campo de concentração*. Petrópolis: Vozes, 1991.
3. BREITBART, W. *et al*. "Pilot randomized controlled trial of individual meaning--centered psychotherapy for patients with advanced cancer". *Journal of Clinical Oncology*, v. 30, n. 12, 2012, p. 1304-09.

5. A FORMA

O diálogo entre médico e paciente/ família demanda a interação entre uma pessoa que fala e outra que ouve, com esses papéis se alternando durante toda a conversa. Cada um dos interlocutores, por sua vez, elabora uma fala, um discurso, com base nas suas expectativas para o contato.

O processo de produção do discurso, da comunicação entre duas pessoas, é muito bem estudado por diversas áreas do conhecimento. Segundo as teorias sociointeracionistas da linguagem, o discurso é concebido como uma atividade interacional de duas pessoas que são, em suma, sujeitos sociais, tendo essa comunicação por objetivo a realização de determinados fins.[1]

Essas teorias reconhecem a existência de um sujeito planejador, organizador, que, em sua inter-relação com os demais sujeitos, constrói seu discurso sob a influência de uma complexa rede de fatores, entre os quais a especificidade da situação (o lugar muito particular onde se dá o contato), o jogo de imagens recíprocas (o que um sabe do outro), as crenças de cada um, as convicções pessoais e atitudes dos sujeitos interatores, os conhecimentos (supostamente) partilhados, as expectativas mútuas, as normas e convenções socioculturais.[2]

A construção do discurso exige a realização de uma série de atividades cognitivo-discursivas que vão dotar médico e paciente de certos elementos, propriedades ou marcas, os quais, em seu inter-relacionamento, serão responsáveis pela produção do sentido.

Muitos especialistas afirmam que mais importante do que o que se diz é o modo como se diz. É provável que muito do que vamos dizer já seja do conhecimento do paciente, mas a forma como os assuntos são colocados é deveras significativa. A comunicação entre profissionais de saúde e pacientes precisa ser o que enfermeiros especializados em comunicação definiram como competente.[3]

A comunicação competente é um processo interpessoal que deve atingir o objetivo dos comunicadores; pressupõe conhecimentos básicos de comunicação, consciência dos envolvidos sobre o verbal e o não verbal nas interações; exige clareza e objetividade; promove o autoconhecimento e possibilita uma vida mais autêntica.

Tais requisitos básicos da competência comunicativa remetem-nos à necessidade de um preparo técnico e humano, à importância do ouvir e da percepção acurada do outro, à possibilidade de utilizar esse aprendizado para investir no autoconhecimento e para ancorar o respeito ao próximo.

Não existem competências que não se apoiem em conhecimentos – sejam eles oriundos da experiência pessoal, do senso comum, da cultura partilhada em um círculo de especialistas ou da pesquisa tecnológica ou científica. São representações da realidade que construímos e armazenamos ao sabor de nossa experiência e de nossa formação.

A comunicação implica compreender e compartilhar mensagens enviadas e recebidas, e estas influenciam o comportamento dos envolvidos, confirmando o fato de as pessoas estarem constantemente envolvidas por um campo interacional.[4] Pode-se afirmar que o indivíduo participa simultaneamente de duas dimensões existenciais decorrentes de dois modos de se relacionar com o mundo: a verbal, que lhe confere um repertório psicolinguístico, proporcionando uma exteriorização do ser social; e a não verbal, que lhe confere um estatuto psicobiológico, proporcionando uma exteriorização do ser psicológico.[5]

O processo de comunicação é dinâmico e nossa postura muda de acordo com as necessidades do momento. Vejamos fragmentos da comunicação com um paciente:

— Doutor, o senhor vai me curar?
— Estamos aqui para isso! (Essa resposta aprendi com o dr. Antônio Carlos Buzaid.)
— Mas eu vou ficar bom, não vou?
— Usarei todo o meu conhecimento para isso!

— Isso não é um bom sinal. Acho que não está dando certo.
— E como você se sente em relação a isso? (Essa é a pergunta preferida dos psicólogos.)

Nessas frases, as respostas são verdadeiras, mas muito vagas. Não mentimos ao paciente, mas damos espaço para que ele faça suas considerações e tome suas posições. Essas informações serão muito úteis ao longo do processo.

No entanto, há situações em que é necessário fornecer respostas precisas:

— O nódulo aumentou de tamanho?

— Sim, é o que mostra a tomografia. (Se o paciente não viu o resultado ainda, o que é pouco provável, ele o verá logo que sair da consulta.) Não dá para negar o evidente.

— A quimioterapia parou de fazer efeito?

— Sim, temos de buscar outra alternativa. (Sendo sincero, mas sem retirar todas as esperanças.)

— Quanto tempo ainda me resta?

— Não tenho como fazer esse cálculo. (E essa é verdadeiramente a resposta mais precisa que podemos oferecer.)

A psico-oncologista Rita Macieira diz que para responder a essa indagação usa sempre o que aprendeu com Marie de Hennezel no livro *A morte íntima*: "O tempo que lhe resta é um segredo entre sua alma e Deus".

O CONCEITO DE CURA

Não há como negar que o desejo de todos os pacientes é a cura. Eles querem saber quando o "pesadelo" vai acabar e eles poderão voltar a suas atividades normais, como se nada tivesse ocorrido. Porém, isso raramente é possível. Mesmo em situações em que a cura acontece, o trauma da doença e o processo terapêutico transformam as pessoas e seus familiares.

A comunicação médico-paciente no tratamento oncológico

É impossível que um indivíduo seja o mesmo depois de um sequestro, de um estupro ou de passar por uma doença grave que colocou sua vida em risco. Tão importante quanto superar as dificuldades do diagnóstico e do tratamento é retomar um estilo saudável de vida. Diferentemente do que acontece em outras áreas da medicina, a cura em oncologia é definida da seguinte forma: "A cura existe entre um grupo de pacientes sem evidências de neoplasia, nos quais a taxa progressiva de morte por todas as causas é similar àquela da população, ajustada por sexo e idade"[6].

Embora os pacientes se curem em algum momento durante o tratamento, nós só conseguimos reconhecer essa cura muito tempo depois que ela ocorreu. Ainda é comum o mito dos cinco anos sem doença, mas isso é absolutamente relativo.

Obter a cura é um processo de múltiplas etapas. É preciso que os pacientes tolerem o tratamento, reajam a ele, que a doença desapareça – ou seja, ficar sem evidências de doença, SED – e nunca mais volte. Do ponto de vista físico, apenas esse subgrupo de pacientes com SED longa pode ser considerado "curado", uma vez que sempre podem se dar diferentes níveis de cura: emocionais, relacionais, espirituais, familiares etc.

A COMUNICAÇÃO COMPETENTE

A comunicação médico-paciente não é um bate-papo entre amigos. Tem um intuito, um objetivo, e por isso precisa ser competente, estruturada, com vistas a um fim. Trata-se de uma habilidade pessoal, de um processo que pode ser aprendido e aperfeiçoado, estando à disposição de todos os que desejem aprimorar-se nesse aspecto.

É um processo interpessoal

Comunicar-se de maneira competente pressupõe que as pessoas estejam preocupadas com a compreensão do outro e as ideias sejam entendidas e compartilhadas. É impossível não comunicar. Quando duas ou mais pessoas interagem de algum modo, mesmo que seja num simples olhar, há comunicação. Estudos mostram que a comunicação é possível mesmo com pacientes esquizofrênicos, por mais que a forma e o conteúdo estejam alterados.[7]

Atinge o objetivo dos comunicadores

Partimos do princípio de que todo relacionamento tem um objetivo, mesmo que este não seja explicitado – posto que, em nossa situação, ele é parcialmente óbvio. Em uma consulta médica, o objetivo do paciente é obter informação a respeito de seu diagnóstico, do prognóstico e da proposição terapêutica. Já o profissional pretende transmitir essas informações com exatidão adequada e satisfatória, garantindo a adesão ao tratamento e o sucesso deste.

Pressupõe conhecimentos básicos de comunicação

Os pacientes entendem a busca de conhecimentos específicos da área e o preparo do profissional de saúde como requisito para a atuação na área. A comunicação efetiva deve contar com: expressão (transmissão da informação), esclarecimento (compreensão de raciocínio, ideia, postura, gesto ou comportamento), ou validação do entendimento de algo (verificar se a compreensão está correta e se nos fizemos entender).

A comunicação médico-paciente no tratamento oncológico

Há consciência do verbal e do não verbal na interação

É clara a necessidade de considerar as formas de expressão envolvidas na comunicação que ressaltam a necessidade de respeitar o outro, com suas diferenças, nas relações interpessoais.

Estudos mostram que, no processo comunicativo, apenas 7% dos pensamentos (das intenções) são transmitidos por palavras, 38% são transmitidos por sinais paralinguísticos (entonação da voz, velocidade com que as palavras são ditas) e 55% pelos sinais do corpo.[8]

Na dimensão verbal, vale lembrar que a interação tende a ser positiva se as mensagens são enviadas de maneira:

- nítida: com códigos que o outro também entenda. O uso dos termos/palavras deve ser adequado ao grau de escolaridade e à área de atuação do indivíduo;
- específica: com detalhes suficientes para que o receptor entenda o que está sendo dito;
- não punitiva: evitando "sermões", censuras, raiva ou sarcasmo.[9]

Embora seja útil explorar as fantasias do paciente em relação à etiologia de sua doença, essa investigação não deve ter ar punitivo. Com certeza ele se culpa pelos seus antecedentes e hábitos, mas recriminá-lo, nesse momento, não é adequado. Precisamos adquirir sua confiança, sua simpatia e cooperação, e isso não será possível se ele nos encarar como alguém que o pune.

Um pequeno gesto pode ser de extremo valor. Minha experiência pessoal sobre isso vem de um episódio em que, após uma blefarite (terçol), fiquei com um nódulo de secreção na pálpebra. A conduta era simples: bastava realizar uma drenagem cirúrgica.

Procurei um oftalmologista, meu colega durante toda a faculdade, que havia sido o primeiro aluno da turma e tornara-se eminente especialista e professor renomado – mas, o mais importante, era meu amigo. Ele procedeu aos exames de praxe e marcou a cirurgia, como previsto.

Eu estava absolutamente sereno. Não havia gravidade alguma no quadro nem ninguém melhor para realizar o procedimento. Já no centro cirúrgico, com anestesia tópica, meu amigo colocou a mão em minha testa e me disse: "Pode ficar tranquilo, vai dar tudo certo". Eu já estava tranquilo, mas o gesto dele fez toda diferença.

Exige clareza e objetividade

A clareza e a objetividade são essenciais para que a comunicação seja efetiva, isto é, a informação deve ser passível de ser interpretada e decodificada. Desse ponto de vista, as ideias devem ser organizadas para ser compreensíveis ao receptor.

Um aspecto importante a ser considerado na comunicação verbal é a clareza quanto àquilo que desejamos informar, confirmando que, ao interagirmos verbalmente com alguém, tentamos nos expressar, esclarecer ou validar a compreensão de algo. Saber o que pretendemos com a verbalização ajuda a construí-la.

Essa é a diferença entre uma conversa entre amigos, uma prosa de boteco e até mesmo de uma consulta psicoterápica. No bate-papo rotineiro, os assuntos fluem sem controle explícito, mudamos de assunto como muda o vento. Na consulta psicoterápica, precisamos que o conteúdo flua e nos revele significados e mecanismos psíquicos. Quanto menos interferência, melhor. Já na comunicação médica é importante ter muito claro aquilo que desejamos comunicar.

A comunicação médico-paciente no tratamento oncológico

É óbvio que o paciente aprecia algo mais pessoal do que um comunicado técnico. Não é proibido intercalar amenidades, mas os pontos principais da comunicação devem ser frisados. Não podemos perder o foco. Alguns usam do artifício de ficar navegando pelo periférico para evitar o contato com o ponto central. Se for esse o caso, devemos tornar clara a situação: "Estamos falando de outros assuntos interessantes, mas parece que nos distanciamos de nosso ponto central, que é..." É nossa função trazer o paciente para o curso necessário.

Promove o autoconhecimento

Não há dúvida de que a prática da comunicação e o contato com os pacientes são uma experiência de vida restrita a poucos. Esse é o melhor presente que a medicina nos dá. Mais do que remuneração e prestígio, a profissão permite-nos ver o mundo por múltiplos olhos. Sentir pela experiência do outro e viver indiretamente algo que não vivemos por nós mesmos. O contato com o sofrimento do outro nos faz crescer; compartilhar suas alegrias nos regozija; saber que fomos importantes para alguém é algo que não tem preço.

Dizia o professor Lacaz: "Cada paciente é um livro". É aí que aprendemos a arte médica, que está muito além da ciência contida nos compêndios e anais da medicina. O crescimento pessoal advindo dos conhecimentos adquiridos na comunicação com pacientes e familiares é imenso quando se sabe tirar o proveito adequado dessa experiência de vida.

Possibilita uma vida mais autêntica

Há reais possibilidades de ganho quando existe consciência a respeito da ligação entre os seres humanos. O contato com o sofrimento alheio nos leva a rever nossa existência e a questionar muitos dos nossos pontos de vista.

Tive o privilégio de atender G. H., um executivo de multinacional brilhante. Graduado pela Universidade de São Paulo, pós-graduado pela Fundação Getúlio Vargas, ele tinha pós-doutorado em Harvard e uma carreira notória. Tudo parecia ir muito bem. Casado, com dois filhos lindos, todos o viam como modelo de pessoa bem-sucedida.

Eis que surgem um câncer de cólon, cirurgia de urgência, colostomia transitória, necessidade de quimioterapia, medos e incertezas.

Numa das consultas, G. H. disse-me:

— Olhe o que fiz da minha vida! Trabalho 16 horas por dia. Viajo sem parar. Comprei uma casa de campo porque todos no escritório resolveram comprar e se fizéssemos o negócio em conjunto o preço seria muito melhor, mas não tenho tempo para desfrutar da casa, que fica para os parentes. Comprei um barco e uma vaga na marina porque todos tinham barcos e marcavam encontros no local. Porém, não uso o barco porque fico enjoado ao navegar. Assim ficou minha vida, muita coisa obtida em função dos outros, com extremo esforço. Passamos a vida acumulando bens e imaginando que, um belo dia, poderemos parar de trabalhar e aproveitar o que conquistamos, mas aí vem uma doença e nos mostra que tudo isso não adiantou nada. Doutor, eu cheguei a uma conclusão: na vida, tudo de que precisamos é uma cama limpinha e um prato de comida quentinho. Todo o resto só tem valor se não requerer esforço.

Vendo inumeráveis exemplos como esse, acabamos mudando nossa maneira de ver o mundo e optando conscientemente

A comunicação médico-paciente no tratamento oncológico

por uma vida mais autêntica. Nossa arte nos recompensa com bens muito mais valiosos do que os materiais. Conheci U. C., na época com 17 anos, numa maca no corredor do pronto-socorro onde ele estava internado por uma dor abdominal severa. Os exames mostraram um tumor de células germinativas extragonadal, com massa volumosa no retroperitônio (parte de trás do abdome, logo à frente da coluna vertebral). Iniciamos o tratamento com opioides e adjuvantes, para o alívio imediato da dor, e começamos a quimioterapia. Nossa taxa de êxito nesse tipo de neoplasia é bastante elevada. O tratamento de U. C. foi um sucesso e obtivemos a cura. Passados alguns anos, ele me convidou para ser seu padrinho de casamento. Consegui controlar a emoção até a hora de cumprimentar os noivos, quando ele me cochichou: "O senhor foi um pai para mim". E assim vamos acumulando esses troféus. Há pouco tempo, recebi um e-mail de uma ex-paciente, o qual reproduzo a seguir (os grifos são meus):

Remeto-me à proximidade do final do ano de 2005 e a alguns anos seguintes. Um câncer de mama não totalmente removido em março daquele ano foi revisto em final de outubro, agora pelo dr. G. – que, com sua afetividade serena, deixou a mim e a meus familiares mais tranquilos. A nova cirurgia foi efetuada em início de novembro, com a remoção do seio esquerdo, o atacado pelo mal.

O tratamento de quimioterapia começou e me indicaram o dr. Ricardo. A serenidade, o cuidado, a educação, o profissionalismo, a *afetividade demonstrada e a paciência de ouvir*, fosse no consultório, por telefone ou pela internet, foram *componentes que se somaram aos efeitos terapêuticos* do tratamento médico específico.

O período de cinco anos, definido como elemento que equalizaria minha condição de paciente como pessoa sadia, venceu há pouco mais de dois anos. O ano de 2008 foi o último que os consultei, devido à minha mudança de domicílio.

Os exames em 2009 e nos anos seguintes deram continuidade à inexistência de metástases, e ficava em mim, a cada análise, o desejo de ir agradecê-los, sobretudo após o quinto ano, ou seja, em 2011. Hoje, sete anos e meio depois da última quimioterapia e quase cinco anos após a última visita ao consultório de cada benfeitor – devido a vários fatores – e estando bem de saúde, venho expressar meus agradecimentos aos senhores, com a certeza de que se não fosse a competência e *a forma de atendimento* de ambos eu não estaria digitando esta carta com a vitalidade que me envolve. Talvez nem estivesse presente. Sempre peço em minhas orações que Deus os abençoe e aos seus familiares. E tenho agradecido a Ele por encontrá-los.

Felicidades, senhores. Muito obrigada pelo atendimento, e peço desculpas pela demora desta manifestação.

ALGUMAS TÉCNICAS DE COMUNICAÇÃO

Embora a comunicação seja um processo natural e necessário para a vida em sociedade, a comunicação efetiva exige técnicas que podem ser aprendidas e aprimoradas a fim de auxiliar a expressão, o esclarecimento e a validação da mensagem. Os processos descritos aqui não são os únicos possíveis nem englobam todas as possibilidades, mas servem como guia.

O treinamento ideal deve ir além da leitura. A experiência mostra que a atuação prática, se possível gravada, e a reflexão so-

A comunicação médico-paciente no tratamento oncológico

bre tal atuação constituem a melhor forma de aprimoramento. Certamente erramos mais do que acertamos, e, embora nunca eliminemos totalmente os erros, o aprimoramento torna-se realidade com a experiência. Não adianta ficar só estudando a teoria, é preciso "pôr a mão na massa".

Como vimos, o processo comunicativo eficaz pressupõe três etapas: a expressão, o esclarecimento e a validação da mensagem. Para a expressão, por incrível que pareça, o ponto fundamental é saber ouvir. Só assim percebemos como nosso interlocutor enquadra o mundo, quais são seus recursos comunicativos e seus referenciais semânticos. Para conseguir uma comunicação eficiente, é preciso aproximar nossa forma de enquadrar o mundo da do paciente, conseguindo um "enquadramento" linguístico.

Permanecer em silêncio

Permanecer em silêncio é o primeiro passo. Não um silêncio psicanalítico, mas a ausência de verborragia, dando tempo ao paciente para falar. Em geral, tendemos a falar demais e a ouvir de menos. Essa é a lição mais importante. Muitas vezes ouvimos, mas não escutamos. Por pressa ou ansiedade, interrompemos o discurso do outro, cortando suas falas ou tentando antecipá-las. Normalmente, tentamos encaixar o discurso do outro na nossa visão preconcebida de mundo. Nada é mais prejudicial ao diálogo do que a antecipação da resposta. É exatamente esse o motivo do término de muitos relacionamentos. Afinal, se já sabemos a resposta, para que fazer a pergunta?

Estudiosos chegam a afirmar que 93% dos pensamentos são transmitidos de forma não verbal. Permanecer ao lado de uma pessoa em silêncio, por exemplo, depois de dizer "Sinto muito" pode até substituir o verbal. Implicitamente, o companheirismo, a disponibilidade para ficar junto "mais um pouco" e a disposição para ouvir substituem o falar, em um contexto em que o mais adequado pode ser acolher o sofrimento, a dúvida ou as reflexões do outro.[10,11] Para ouvir os outros, precisamos aprender a controlar nossos sentimentos e preconceitos. Isso é fundamental, uma vez que na maioria das vezes estamos lidando com pessoas com um referencial sociocultural muito diferente do nosso. Dada a relevância desse tópico, voltaremos a discuti-lo mais adiante.

Verbalizar aceitação

Sabe aquele vício de linguagem de ficar repetindo "né"? As pessoas procuram no discurso do outro sinais verbais ou gestuais de que estão sendo compreendidas. É bom dar indicações de estar prestando atenção ao que o outro diz – "Eu entendo", "Posso imaginar como se sente", "Continue" etc. Pode-se também repetir as últimas palavras da pessoa ou retomar um ponto importante – "Fale mais sobre isso", "O que mais você pode acrescentar sobre esse assunto?" etc.

Devemos ouvir de modo reflexivo, balançando a cabeça, mostrando interesse no que está sendo contado e estimulando o outro a prosseguir em seu relato. É importante verbalizar interesse e também sinalizá-lo por gestos: braços e pernas descruzados, tronco levemente inclinado na direção do paciente e contato visual firme. Evite olhar no relógio com frequência ou distrair-se com outras atividades.

Esclarecer

Esse é um aspecto tão mais importante quanto maior for a diferença sociocultural entre médico e paciente. É necessário ter certeza de que os termos linguísticos são percebidos de forma igual, ou seja, que tenhamos a mesma relação semântica. Recomenda-se estimular comparações, ajudando o paciente a se expressar e tentando entender suas palavras.

O Brasil é culturalmente muito heterogêneo e a área de saúde, repleta de variações linguísticas regionais. Precisamos conhecer termos como "gastura", "mãe do corpo", "ir de corpo", "ir aos pés", "coceira na perseguida" e o que mais recentemente aprendi: "estar com jojoca". Um estudo completo desses e de outros termos curiosos da nossa língua pode ser encontrado no site Dicionário Informal[12], onde é possível descobrir que "jojoca" denomina tanto soluço como homossexualidade. A lista é grande e uma consulta ao dicionário vale a pena, nem que seja pela curiosidade.

Mas não é só o paciente que fala difícil. O médico pergunta: "O senhor sofre de meteorismo?" Ora, paciente não tem meteorismo, tem gases; não elimina flatos, ele peida; não tem prurido, se coça – e assim por diante. É fundamental assegurar que ambos utilizem a mesma linguagem.

Validar

Devemos repetir a mensagem dita usando termos como: "Lembremos então que...", "Só para reforçar, combinamos que..." Segundo os publicitários, para que uma mensagem seja bem fixada ela precisa ser repetida ao menos duas vezes. Em geral, as pessoas falam e supõem não só que o outro ouviu como entendeu tudo que foi dito.

Também devemos pedir à pessoa que diga, com suas palavras, o que ela entendeu: "Para eu ficar tranquilo, o senhor pode dizer o que combinamos?", "Como é mesmo para o senhor tomar os medicamentos?"

É muito mais frequente do que gostaríamos os pacientes receberem a prescrição para tomar o medicamento de oito em oito horas e o tomarem duas vezes ao dia, às 8h e às 20h. Também tem a piada do paciente com insônia a quem o médico receitou um hipnótico antes de dormir. Ainda bem que o paciente quis esclarecer na hora e perguntou: "Mas doutor, se eu não durmo, como posso tomar o remédio antes de dormir?" Faltou clareza. Sem falar na clássica do pediatra que prescreveu: "Xarope X – Dar uma colher de sopa de seis em seis horas". Dois dias depois, a mãe da criança procurou o pediatra e disse: "Doutor, já estou dando sopa há dois dias e a tosse ainda não melhorou". Ou seja, não podemos ter medo de ser redundantes. É melhor escrever: "Dar duas colheres de sopa do xarope X a cada seis horas".

A experiência e as propostas teóricas mostram que a não validação da comunicação é a causa mais frequente dos mal-entendidos entre os indivíduos. Ela pode ocorrer mesmo entre pessoas de mesmo nível cultural, mas se acentua quanto maiores forem as diferenças de formação e renda.

De forma geral, as pessoas têm grande dificuldade de assumir que não entenderam, pois temem ser tachadas de ignorantes. É preciso ser claro, explícito e confirmar quantas vezes for necessário que a mensagem foi compreendida.

Outra piada conta que um casal de velhinhos foi ao médico e este prescreveu o medicamento X, para ser aplicado no ânus quatro vezes ao dia.

Saindo da sala, o velhinho perguntou à esposa:

— Você entendeu como é para usar o remédio?

— Não entendi nada!

Eles resolveram, então, voltar ao consultório:

A comunicação médico-paciente no tratamento oncológico

— Doutor, dá para o senhor explicar de novo como se usa o remédio?

– O senhor aplica "por baixo" quando acordar, depois do almoço, à tarde e antes de deitar.

Saíram e o velhinho repetiu a pergunta:

— Você entendeu agora?

— Nadinha!

Voltaram ao consultório novamente e pediram nova explicação. Já sem paciência, o médico disse:

— O senhor enfia no cu!

Os dois saíram cabisbaixos, mas não sem comentar:

— Ele também não precisava ter sido tão mal-educado...

Alguns amigos sugeriram que eu fosse mais pudico e colocasse reticências ou asterisco no palavrão, mas muitas vezes esse é o problema. Dependendo do contexto da consulta, precisamos ter uma conversa clara e franca com o paciente, sem meios-termos nem censura. Como discutir sexualidade e funções fisiológicas usando eufemismos como "número 2"?

Um paciente estava com dificuldade de relatar seu problema para evacuar. Os pacientes não conhecem termos como "puxo", "tenesmo" etc. Só quando lhe assegurei que ele podia dizer qualquer palavra, sem medo, ele conseguiu dizer que estava com "dor para cagar". Muitos pacientes apresentam um vocabulário restrito e têm dificuldade de encontrar palavras que descrevam com exatidão o que sentem; por isso, devem ser estimulados a usar seu vocabulário, sem eufemismos.

A princípio os exemplos são grosseiros e um pouco exagerados, mas ilustrativos. Além disso, transformam-se em técnicas de

91

comunicação quando se aprendem o jeito e o momento de usar cada um deles.

A comunicação não verbal

A comunicação não verbal qualifica a interação humana, imprimindo emoções, sentimentos, adjetivos e um contexto que permite ao indivíduo perceber e compreender não apenas o que significam as palavras, mas também o que o emissor da mensagem sente. A qualificação da linguagem verbal é dada pelo tom de voz e pelo jeito como as palavras são ditas, por olhares e expressões faciais, por gestos que acompanham o discurso, pela postura corporal, pelo tamanho da distância física que as pessoas mantêm umas das outras e até por suas roupas e características físicas. Mesmo o silêncio, em determinado contexto, é significativo e pode transmitir inúmeras mensagens.[13]

A comunicação não verbal é responsável pelo maior volume de informações transmitidas. Para absorvê-la, é importante ficar atentos aos seguintes fatores:

- **Ambiente** – Como vimos, é preciso cuidar do local da comunicação, na medida do possível, a fim de que exista algum grau de isolamento e privacidade para que a exposição de angústias e medos seja feita. O paciente e as pessoas que ele deseje que participem da conversa devem estar confortavelmente instalados.
- **Atitude cinésica** – Cinésica é a parte da semiótica que estuda os movimentos e processos corporais que formam um código de comunicação extralinguística, entre os quais o enrubescimento facial, o menear de ombros, os movimentos

A comunicação médico-paciente no tratamento oncológico

de olhos etc. Expressamo-nos muito por meio de gestos, expressões faciais e posturas, mas nem sempre essa linguagem não verbal nos é consciente. Devemo-nos conscientizar dela e, quando possível, recorrer à observação de terceiros ou a gravações em vídeo para posterior análise. O mesmo ocorre em relação ao que a linguagem do corpo do outro está nos dizendo (sem "abrir a boca"), embora nesse caso nossa observação seja muito mais fácil.

- **Atitude proxêmica** – Proxêmica é o estudo das distâncias físicas que as pessoas estabelecem espontaneamente entre si no convívio social e das variações dessas distâncias de acordo com as condições ambientais e os diversos grupos ou situações sociais e culturais em que se encontram. É absolutamente normal estabelecermos uma "bolha" imaginária, criando uma distância do outro com a qual nos sentimos confortáveis. O mesmo ocorre ao paciente, por isso temos de fazer uso adequado do espaço interpessoal, sabendo se devemos nos aproximar mais ou menos e a forma de fazê-lo, respeitando seu espaço pessoal e os gestos que mostram desejo de isolamento e distanciamento: fechar os olhos, virar o corpo para a parede, cobrir o rosto com o lençol, por exemplo.

- **Atitude tacêsica** – Tacêsica é a forma de expressão da comunicação não verbal relacionada ao toque ou tato. Trata-se de importante modo de expressão no relacionamento entre seres vivos. Esse é um aspecto dos mais difíceis, pois mobiliza conteúdos emocionais e evoca fantasias. É importante lembrar que a interpretação do toque varia de acordo com a parte do corpo tocada, o tempo de contato, a força aplicada ao tocar, a frequência com que o toque ocorre e, especialmente, o contexto. Lembro-me de a professora Maria Júlia Paes contar que médicos, enfermeiros e até visitas entram no quarto do paciente e a primeira parte do corpo que tocam é o pé, pois está mais perto da porta. Porém, isso é constrangedor para a maioria das pessoas. Na cultura ocidental, aceitamos melhor o toque nos membros superiores (braços e mãos) do que em qualquer outra parte do corpo (o toque em pernas e pés pode ser percebido como invasivo).

- **Paralinguagem ou linguagem paraverbal** – Por paralinguagem entendemos qualquer som ou qualidade de voz que acompanha a fala e revela a situação em que o falante se encontra (se ele está bem, mal, alegre, triste, cansado etc.). A maneira como falamos algo, independentemente da palavra propriamente dita, pode modificar, acentuar ou neutralizar seu significado. A entonação que utilizamos ou eventuais sons que inserimos durante a emissão da fala podem modificar seu conteúdo em função da ênfase dada a uma parte da frase ou a outra.

O desafio de lidar com todas essas dimensões da comunicação de forma adequada é que de algumas dessas mensagens temos consciência e controle (por exemplo, podemos decidir olhar ou virar o rosto, sorrir ou não, apertar a mão ou não, nos aproximar ou nos afastar), enquanto de outras temos consciência, mas não controle (rubor facial, tremor na voz, suor, palidez etc.). Obviamente, não é porque não temos controle voluntário que as mensagens deixam de existir e transmitir significados. Porém, o aspecto mais desafiador é não termos consciência nem controle de parte do nosso comportamento, daquilo que emitimos.

A comunicação médico-paciente no tratamento oncológico

Temos a ilusão de achar que só nós estamos observando o outro, como se a recíproca não fosse verdadeira. Qualquer incoerência entre o que falamos e a linguagem corporal ou a entonação usada pode ser percebida – sobretudo pelos pacientes e por seus familiares, já que sua atenção está seletivamente focada para perceber detalhes incongruentes.

Dessa forma, mais do que falar, é importante que o que falarmos seja verdadeiro para nós. Não adianta mentir ao paciente na tentativa de "poupá-lo". Ele perceberá e perderá a confiança em nós. Além disso, uma comunicação truncada despertará fantasias – e, às vezes, elas são piores do que a realidade.

O PROBLEMA DA MORAL

Como vimos, uma das dificuldades de manter o "silêncio" necessário para ouvir o paciente é conservar a neutralidade e tentar entender seu modo de ver o mundo, o que os alemães chamam de *"Weltanschauung"* – termo que significa "visão de mundo" ou "cosmovisão", mas engloba a orientação cognitiva fundamental de um indivíduo. Essa orientação abrange seus valores fundamentais, existenciais e normativos, além de seus postulados, suas emoções e sua ética.

Além da consciência moral, há uma censura pública que dita "o certo que é errado e o errado que é certo", como cita Nilton Bonder.[14] Diz ele que a tradição judaica proíbe a mistura de derivados de leite e carne numa mesma refeição, e então pergunta: acaso seria permitido a um judeu comer um *cheeseburger* vegetariano em público? Aparentemente não haveria qualquer problema moral em fazê-lo, já que por tratar-se de carne de soja ou similar não se estaria transgredindo o princípio religioso. O autor prossegue:

Os rabinos no entanto decidiram que esse "cheeseburger" não é permitido (não é kasher) por conta de *mar'it ha-ain* – do olhar dos olhos. [...] A condição de errado se apropriou da condição de certo. O que os rabinos desejavam enfatizar é que, em espaços públicos, a interação com os demais tem influência na determinação do que é certo ou errado. Afinal, o certo e o errado são sempre situações relativas e não absolutas. Para alguém que não sabe que a carne é vegetal, esse sanduíche o induziria a pensar que a lei estaria sendo rompida [...].

Percebemos o mundo de forma individual, e muitas vezes o que é certo para nós parece errado na visão de outros, enquanto aquilo que nos parece errado pode ser o certo. Profissionais e pacientes têm uma percepção de mundo ampla e quase sempre divergente; cada um tem seu quadro de ideias e crenças pelas quais interpreta o mundo e interage com ele. É importante compreender que não há uma visão correta. Podem existir visões mais funcionais ou menos funcionais, mas, uma vez adequadas ao *modus operandi* individual, não se pode emitir julgamento de valor.

Tendemos a crer que nossas convicções são as únicas corretas e procuramos convencer o outro de nossas crenças, desqualificando as dele. Isso pode ser muito rico num embate filosófico, mas é trágico na comunicação efetiva. Não se pode tentar mudar crenças e convicções religiosas, por mais que elas pareçam sem sentido.

Durante minha experiência com pacientes oncológicos, três casos foram marcantes em relação a isso. O primeiro foi o de uma advogada, casada e sem filhos, que depois de uma carreira espetacular resolveu adotar um recém-nascido. Seu sonho era ter uma "sucessora" brilhante, que lhe desse orgulho. Porém a criança, que não sofria de nenhum retardo mental, mostrou-se "menos

A comunicação médico-paciente no tratamento oncológico

brilhante" do que a mãe desejava. Não vamos discutir as possíveis explicações para isso, mas a menina apresentava um desempenho escolar aquém do esperado. Isso frustrava sobremaneira a mãe, que passou a sentir certa vergonha e evitava frequentar os mesmos lugares que suas amigas (e seus filhos brilhantes!). Quis o destino que a criança desenvolvesse uma leucemia linfoide aguda (LLA), e foi assim que tomei contato com o caso.

Na consulta, a mãe mostrou-se interessada na evolução do caso, no prognóstico, no tempo de vida que ainda restava à filha e na forma pela qual a morte aconteceria. Interrompi as perguntas e afirmei que a LLA na infância tem boa chance de cura. Para minha surpresa, a mãe disse que não queria tratar a doença, apenas saber como se preparar para o fim, pois, "se Deus tinha cometido um erro ao me dar uma criança deficiente, agora Ele está corrigindo seu erro".

Consultamos um advogado, que disse que a única opção seria avisar o Conselho Tutelar, retirar a guarda da mãe e internar a paciente na Fundação Estadual para o Bem-Estar do Menor (Febem). E perguntou: "Ou será que algum de vocês vai querer ficar com a criança?" Desistimos e nunca mais soubemos da menina. A psicóloga que avaliou o caso explicou que a ideia era tão clara no imaginário materno que seria impossível demovê-la de suas intenções.

Passados poucos anos, recebi no consultório uma senhora cuja filha era portadora de síndrome de Down e de rebaixamento mental severo. A menina não fazia nenhum contato verbal nem tinha autonomia para cuidar de si. Segundo a mãe, fora diagnosticado um linfoma de Hodgkin. A doença é tão curável quanto uma LLA, mas diante do quadro resolvi indagar a mãe sobre o tratamento. A mulher ficou surpresa, quase indignada, e disse: "Claro que nós vamos tratá-la! Ela é nosso tesouro!"

Assim foi. Tratamos a menina, que ficou curada. Mas o destino algumas vezes é cruel. Passados três anos, a mãe recebeu o diagnóstico de câncer de mama e veio realizar o tratamento conosco. Ela se manifestou assim sobre o caso: "Façam tudo que for necessário, eu aguento, mas preciso ficar viva para cuidar da minha filha".

Mas o caso mais contundente foi o de M. J., de 32 anos, diagnosticada com carcinoma avançado de colo uterino, que veio para tratamento combinado de rádio e quimioterapia. Conversando com a paciente sobre sua vida, ela disse que estava "tudo bem". Falamos sobre o tratamento e suas expectativas de cura, e acabamos entrando no assunto da vida sexual.

M. J. reafirmou que estava "tudo bem"; que era impossível ter relações com um tumor no colo do útero e fazendo radioterapia, mas sua filha mais velha estava resolvendo o problema. Investigando a situação, descobrimos que para ela sua filha mais velha, de 16 anos, era sua substituta natural. Afinal, se ela não podia cuidar da casa, a filha cuidava; se não conseguia cozinhar ou cuidar dos filhos menores, a adolescente assumia essas tarefas. Por isso, se ela não podia "se deitar" com o marido, a filha devia substituí-la. Essa era a moral vigente na família. O marido aceitava a situação de bom grado e a filha tinha até certo orgulho de estar substituindo a mãe. As relações com o pai eram consensuais, sem violência, e o progenitor a tratava muito bem – melhor até do que antes.

Da mesma forma o advogado apontou a retirada da guarda como única opção. Chegamos a ouvir a assistente social do Con-

A comunicação médico-paciente no tratamento oncológico

selho Tutelar, mas ela disse que mesmo em casos de abuso sexual muitas crianças que são levadas à Febem acabam pedindo para voltar à casa dos pais. Pode parecer uma violência para nós, mas é a moral primitiva que funciona nesses grupamentos familiares. Ela fere a nossa concepção, mas é funcional na vida deles.

Não devemos concordar nem incentivar, mas não temos o direito de censurar o outro ou impor as nossas convicções. É claro que o leitor tem todo o direito de discordar, mas devemos separar a nossa moral da moral "dos olhos" e entender que o comportamento muitas vezes é a reação ao meio em que se vive.

Essas histórias só vêm à tona porque conseguimos a confiança dos pacientes, porque nos propusemos a ouvi-los sem censura, e por isso não podemos traí-los.

O compromisso individual assumido com o paciente e o sigilo médico são soberanos. Diz o Código de Ética Médica, no Capítulo IX, artigo 73, que é vedado ao médico "revelar fato de que tenha conhecimento em virtude do exercício de sua profissão, salvo por motivo justo, dever legal ou consentimento, por escrito, do paciente".

Dois outros casos ilustram bem esse comprometimento com o paciente e seus familiares. O primeiro deles é o de um portador de câncer de próstata, com múltiplas metástases ósseas e fraturas patológicas que estava restrito ao leito, em casa, fazendo uso de morfina e adjuvantes. Uma equipe de visitas domiciliares dava suporte ao tratamento e nós fornecíamos as prescrições de analgésicos. Os relatos eram de que o paciente estava estável do ponto de vista clínico, sem disfunção cardiopulmonar, renal ou hepática, o que não nos permitia antecipar nenhum evento fatal em curto prazo.

Porém, num dos banhos no leito, houve nova fratura patológica e a dor se intensificou. Como nem a família nem o paciente desejavam a remoção para o hospital, nós os orientamos quanto ao uso de doses de resgate do opioide. A noite foi difícil para o controle da dor, e na tarde do dia seguinte a família informou que o paciente falecera. Embolia ou superdosagem de opioide?

Segundo o advogado, poderíamos acusar a família de homicídio culposo (sem intenção de matar), mas havia a possibilidade de sermos arrolados como cúmplices, uma vez que fornecíamos os meios para o crime. De que adiantaria comprar uma briga judicial com a família, que estava triste, mas de certa forma aliviada pelo ocorrido? Demos o atestado de óbito, mas a dúvida persiste até hoje.

O segundo caso em que a confiança consistiu no ponto mais importante foi o de M. J., 83 anos de idade, portadora de neoplasia de cólon e metástases hepáticas múltiplas. Depois de alguns meses de tratamento, ela desenvolveu insuficiência hepática e necessitou de internação. Como estivesse com grande agitação psicomotora, prescrevemos um soro para sedação leve. Naquela noite, M. J. faleceu. Demos o atestado de óbito como insuficiência hepática e tudo parecia tranquilo.

Porém, uma semana depois, o marido de M. J. procurou-nos, angustiado, para dizer que tinha sido o responsável pela morte da esposa. Sabendo que fora prescrito um medicamento para sedação, durante a madrugada ele abrira todo o soro até que M. J. viesse a falecer. Em seguida, fechara o soro e chamara a enfermeira, que constatou o óbito. Segundo o homem, ele e a esposa tinham prometido que nenhum dos dois deixaria o outro sofrer. Naquela situação ele não teve dúvida de sua opção, mas passado

A comunicação médico-paciente no tratamento oncológico

um tempo decidira perguntar se ela teria tido alguma chance e se ele não havia sido precipitado. Perguntamos ao esposo de M. J. como ele gostaria que ela tivesse se comportado se a situação fosse inversa, e ele respondeu que desejaria que ela também tivesse forças para cumprir a promessa. Assim, a melhor solução, a nosso ver (e longe de querer dizer que seja a opção correta), foi tranquilizá-lo e dizer que sua atitude tinha sido digna, que nós o admirávamos pela coragem. De que adiantaria acusá-lo de homicídio?

Ao assumir o compromisso de ouvir os pacientes de modo irrestrito, embrenhamo-nos no mais profundo do ser. Essa sensação de confiança extrema é gratificante, mas nos torna cúmplices de todos os momentos. Como dizia Antoine de Saint-Exupéry, na voz do Pequeno Príncipe: "Tu te tornas eternamente responsável por aquilo que cativas"[15].

Quantas vezes, confrontados com conflitos e dilemas éticos, temos de escolher, para nossa própria sanidade, a ética do coração.

COMO DAR MÁS NOTÍCIAS

É inegável que todo mundo quer ser rico, bonito e saudável, mas nem sempre se pode ser tudo. Ter problemas de saúde, do ponto de vista normal, é algo desagradável. Logo, transmitir notícias relacionadas à doença implica ter de lidar com aspectos desagradáveis. O que é melhor: uma mentira piedosa ou uma sinceridade cuidadosa?

Sabe-se que a habilidade de comunicação de más notícias nos encontros iniciais desse processo pode produzir duas grandes reações: se adequada, a família e o paciente "nunca a esquecerão"; se inadequada, eles "nunca a perdoarão"[16].

No entanto, é importante reconhecer que uma má notícia é melhor do que notícia nenhuma, uma vez que a verdade permite a elaboração de modos de enfrentamento. A ausência de informação dá margem a fantasias e a reações inadequadas. Já as notícias ruins, por piores que sejam, podem desencadear modos de enfrentamento adequados ou inadequados.

Vivenciei isso no caso de J. F., de 64 anos, portador de uma neoplasia avançada de pulmão. A família escondia o diagnóstico do paciente e pedia minha colaboração nisso. Porém, eu tinha certeza de que, apesar de não verbalizarmos, J. F. sabia o que estava acontecendo. Certo dia, como é usual, ele pediu para conversar comigo em particular e perguntou o que estava ocorrendo exatamente. Eu lhe dei as informações e ele retrucou: "Até que não é tão ruim. Do jeito que minha família esconde as coisas de mim, eu estava achando que ia morrer em alguns dias".

Assim como a comunicação efetiva pode ser aprendida, treinada e aperfeiçoada, o mesmo se dá em relação às más notícias. Estas não deixam de ser um subcapítulo da comunicação efetiva, mas por sua natureza requerem algumas técnicas especiais. A síntese do conhecimento geral sobre o assunto já pode ser encontrada em diretrizes específicas.[17]

O que são más notícias?

Antes de aprender a comunicar as más notícias, é importante compreender o que de fato significam. Não se trata de tarefa árdua, pois todos nós já passamos por uma situação em que elas estavam presentes. Tirar nota baixa numa prova, "levar um fora", ser reprovado num concurso, perder o emprego, descobrir uma traição, sofrer um desfalque, ser demitido são algumas das possibilidades.

A comunicação médico-paciente no tratamento oncológico

Em essência, toda má notícia está associada a um aspecto negativo e contraria expectativas preestabelecidas.

Receber a notícia da morte de nosso avô pode ser triste, mas em geral não contrariará nossas expectativas se ele tinha 104 anos de idade. Por isso, saber que a notícia causará uma "ruptura", um "choque", é o principal fator para considerá-la ruim.

O impacto da má notícia em saúde depende da diferença entre as expectativas futuras do paciente (ambições e planos) e o seu real estado, ou seja, o impacto depende muito mais da pessoa do que do conteúdo da fala. Assim, podemos definir más notícias como aquelas que alteram drástica e negativamente a perspectiva do paciente em relação ao seu futuro.[18]

Entre os exemplos de más notícias na área médica podemos mencionar: contar ao paciente que ele apresenta sorologia positiva para HIV; dizer ao marido que a esposa tem demência de Alzheimer; contar ao paciente que ele está com câncer; comunicar ao casal que não podem ter filhos; transmitir o diagnóstico de diabetes a um adolescente etc.

No caso da oncologia, as más notícias podem se suceder ao longo do tratamento, tais como: comunicar a recidiva/disseminação da doença; anunciar a progressão da doença por falha no tratamento; explicar efeitos colaterais irreversíveis etc.

Existem evidências de que os médicos falham ao informar o diagnóstico de câncer aos pacientes.[19] Estes desejam mais informações do que os profissionais de saúde imaginam. Detalhes do diagnóstico e da doença, chances de cura, efeitos colaterais da terapia e estimativa do tempo de sobrevida são alguns dos questionamentos que pairam sobre os portadores de câncer.[20, 21, 22] Em geral, os pacientes querem uma conversa com o médico em am-

103

biente privado, com tempo disponível e a presença de alguém para lhe dar suporte.[23]

Onde estão as dificuldades?

Os principais fatores que dificultam à equipe de saúde e ao médico transmitir más notícias são: preocupação com a forma como a informação afetará o paciente; receio de causar dor ao paciente ou de ser culpado por ele; medo de falha terapêutica, de problema judicial, do desconhecido, de dizer "não sei" e de expressar suas emoções.[24]

O impacto no profissional é pior quando o médico é inexperiente, o paciente é jovem e as opções de tratamento são limitadas.[25] Muitos médicos preferem assumir uma postura fria, distante e profissional. Lembro-me do caso de uma enfermeira que disse ao médico que ele deveria comunicar à filha o falecimento do pai dela, que estava internado na UTI. O médico relutou, mas foi. Dirigiu-se à antessala do saguão de espera da UTI e, por uma divisória de vidro, disse à moça:

— Você é a filha daquele senhor vítima de acidente de caminhão que deu entrada neste hospital ontem à noite?

— Sou — respondeu a filha, temerosa.

— Pois é, ele acaba de falecer.

Virou as costas e foi embora.

Ao fazer uma leitura preliminar deste livro, minha querida amiga Rita Macieira lembrou que, quando dava aulas na Faculdade de Medicina de Santo Amaro, em uma das provas, distribuiu aos alunos uma cópia do livreto *O médico que não sabia fazer bilu-bilu*.[26]

No dizer de Rita[27],

A comunicação médico-paciente no tratamento oncológico

O livro é instrutivo, mas ao mesmo tempo extremamente sarcástico com os médicos que têm dificuldades na relação médico-paciente – desde a concepção em forma de almanaque, lembrando que não adianta só o saber técnico se o médico não tiver aquilo que chamamos de "saber humanístico". Claro que choveram críticas – como professores, nós também queríamos estimular a discussão. Para alguns alunos, fazer "bilu-bilu" seria infantilizar o paciente. Por um lado, ao receber uma notícia difícil, o paciente regride a estágios anteriores de desenvolvimento e fica mais carente e com dificuldade de entendimento, como a criança. De outro, ele precisa obter as informações e compreender o que está envolvido na situação. Onde está o caminho do meio?

O receio de causar dor pode ser absolutamente fundamentado, mas a dor é inerente a um procedimento necessário como a informação correta para que o paciente possa assumir sua autonomia ao tomar decisões. Quando, por exemplo, decidimos aplicar uma injeção intramuscular, esta também está associada a algum grau de dor, mas pode ser necessária ao extremo.

A experiência mostra que a grande maioria dos pacientes sabe o que tem ou desconfia da verdade. Como diz o ditado popular, "Mentira tem pernas curtas" e não será possível omitir a verdade para sempre. Se o curso da doença evoluir bem, a notícia não era tão má; se evoluir mal, o paciente com certeza perceberá e a verdade acabará surgindo.

Quanto a ser culpado ou julgar tratar-se de uma falha terapêutica, o mais importante é distinguir falha pessoal de limitação da medicina. A melhor atitude é assumir a falha e procurar repará-la. No entanto, na maior parte das vezes, não é o médico que erra, mas a medicina que não provê respostas satisfatórias para todas as situações.

Não temos a cura para todas as doenças. Nesse caso, a limitação é da técnica, e o máximo que o médico pode garantir é que todos os meios foram empregados na expectativa de atingir os melhores resultados. Mas é importante deixar claro que a medicina, salvo algumas exceções, é uma atividade de "meio" – ou seja, mesmo que sejam empregados todos os melhores meios diagnósticos e terapêuticos, não se pode garantir o "fim". Compreender essa limitação ajuda-nos a lidar com a sensação de falha quando as coisas não dão certo.

Quanto aos problemas judiciais, as boas práticas clínicas envolvidas nos processos de certificação e acreditação (por diversas entidades) exigem que todo e qualquer procedimento invasivo seja, além de informado ao paciente, registrado num "termo de consentimento pós-informado". Isso vale tanto para procedimentos diagnósticos, como endoscopia, tomografia etc., como para terapêuticos, como cirurgias, radioterapia, quimioterapia etc.

O registro do consentimento do paciente, depois de adequadamente informado, dá respaldo legal à nossa atividade. Dessa forma, o receio de problemas judiciais não justifica a omissão da informação – ao contrário, é o que a torna absolutamente necessária.

Quanto ao medo de dizer "não sei", valem as mesmas considerações que fiz há pouco. É o profissional que não sabe ou a medicina que não tem a resposta? Alguém sabe? Se sabe, pode e deve ser ouvido. Se ninguém sabe, trata-se de uma limitação do conhecimento científico. A resposta que ninguém sabe é o momento da morte. Conseguimos prevê-lo com alguns dias de antecedência, mas não mais do que isso. Então, quando o paciente

A comunicação médico-paciente no tratamento oncológico

pergunta: "Quando eu vou morrer?", a resposta mais honesta é: "Não sei". Ou, repetindo a frase de Marie de Hennezel: "O momento da sua morte é um segredo entre sua alma e Deus" – isso, claro, se o paciente acredita em Deus.

Por fim, existe a dificuldade de expressar as próprias emoções e lidar com elas. A comunicação causa impacto no profissional em virtude da ansiedade, da carga de responsabilidade, do medo da reação negativa do paciente – que podem provocar intenso estresse, prejudicar a comunicação da má notícia, transmitir falso otimismo ao doente e predispor o médico à depressão.[28] Mais do que a carga de trabalho excessiva, essa é uma das maiores causas da síndrome de esgotamento (burnout) entre oncologistas, ao lado da imprevisibilidade da doença.

O início de tudo isso tem por base uma escolha. Tenho colegas que optaram pela radiologia, pela anatomia patológica e por outras especialidades nas quais o contato com o paciente é mínimo ou inexiste.

Porém, em minha especialidade clínica, o contato com o paciente é inevitável. Nessa circunstância, a capacitação e a experiência são fundamentais. Os grupos Balint, que discutiremos posteriormente, podem ajudar profissionais com mais dificuldades. O trabalho em grupo e as críticas (feedback) oferecidas pela equipe contribuem para o aprimoramento pessoal. Isso é muito importante porque com a experiência podemos nos tornar cada vez mais aptos, mas nunca estaremos capacitados para todas as situações possíveis.

É possível aprender a lidar com as próprias emoções de forma técnica e precisa. O que permanece pendente é o grau de envolvimento que se deseja manter. Os pacientes querem "seres humanos" e desejam estabelecer vínculos afetivos com pessoas em quem possam confiar. Essa é uma escolha pessoal de ambas as partes. Os pacientes que preferem profissionais técnicos e frios procurarão médicos com essas características. Os que preferem médicos mais humanos também os encontrarão. Cabe aos médicos optar pelo perfil no qual se sintam mais confortáveis para atuar profissionalmente.

Não há fórmula padrão

Não existe uma receita pronta com a sequência de frases e gestos necessários para dar más notícias, embora o folclore conte a história do "gato que subiu no telhado, o telhado estava molhado, o gato escorregou..." No entanto, alguns modelos podem auxiliar a encontrar o caminho para o sucesso. Uma coisa é certa: essa é uma habilidade que pode ser treinada. É como praticar um esporte. Você pode aprender os fundamentos e executá-los com maestria, mas a forma de empregá-los na competição dependerá de sensibilidade e certa dose de agilidade mental.

Cada processo de comunicação exige uma técnica adequada ao seu conteúdo. Não existe uma única que sirva a todas as situações. A maneira de dar uma má notícia varia de acordo com a idade, o sexo, o contexto cultural, social, educacional, familiar, a doença que acomete o indivíduo... Enfim, a eficácia do processo de comunicação depende da flexibilidade para utilizar a técnica adequada em cada circunstância.[29]

Cada profissional vai descobrir na prática o estilo que melhor lhe convém, mas ter uma estrutura sempre é útil. Um dos possíveis roteiros baseia-se no Protocolo SPIKES, do inglês: *Setting – Perception – Invitation – Knowledge – Explore – Strategy*.[30,31] Ele é com-

A comunicação médico-paciente no tratamento oncológico

posto por seis passos expressos pelas iniciais da proposta, configurando estratégias para uma comunicação eficaz. O objetivo é habilitar o médico a preencher os quatro objetivos mais importantes da entrevista de transmissão de más notícias: recolher dados do paciente, transmitir informações médicas, proporcionar suporte a ele e induzir sua colaboração no desenvolvimento de uma estratégia ou plano de tratamento para o futuro.

Outra forma estruturada para comunicar más notícias é conhecida pelo acrônimo "ABCDE" (do inglês: *Advance preparation; Built a therapeutic environment/relationship; Communicate well; Deal with patient and family reaction; Encourage and validate emotions – reflect back emotions*).[32]

Apesar dos diferentes protocolos, para facilitar a comunicação das más notícias, os dados disponíveis na literatura médica sugerem os seguintes passos: estabelecer uma relação médico-equipe de saúde-paciente adequada; conhecer cuidadosamente o histórico do paciente; vê-lo como pessoa; preparar o contexto no qual a comunicação ocorrerá; organizar o tempo; cuidar de aspectos específicos da comunicação; reconhecer o que e quanto o paciente quer saber; encorajar e validar as emoções; acolher a família, planejar o futuro; trabalhar os próprios sentimentos.

Planejar o encontro

Nós, profissionais, somos o agente principal da comunicação. Ela é centrada no paciente, na escuta atenta de sua fala, mas nós determinamos o caminho. A conversa não pode seguir "ao léu". O primeiro passo é coligir toda a informação disponível sobre o paciente e sua condição. Diagnósticos, resultados de exames, tratamentos anteriores, procedimentos, dados da literatura médica etc. Não podemos ser pegos de surpresa nem vacilar diante de uma informação.

Planeje o espaço, como discutido, para obter um ambiente privado, mas composto por outras pessoas significativas que o paciente determine. Se for possível, desligue o celular.

Devemos estar confortavelmente acomodados e estabelecer uma abordagem (*rapport*) que demonstre nossa disponibilidade para o paciente, além de manejar os limites de tempo e evitar as interrupções. A conversa não deve durar indefinidamente. O ideal é ter um relógio à vista, que possa ser consultado de forma não ostensiva. Olhar o relógio de pulso a cada momento pode constranger o paciente e dar a sensação (muitas vezes real) de que estamos com pressa.

É improdutivo e praticamente impossível abordar todos os aspectos de todos os assuntos, e alguns pontos sempre necessitam de algum amadurecimento e reflexão de ambas as partes. O limite de tempo deve ser comunicado logo de início, permitindo que o paciente também se prepare.

Verificar o que já é conhecido e o que é imaginado

Descubra quanto o paciente sabe. Antes de contar, pergunte, procurando saber como ele enxerga sua situação médica. Tente perceber se ele está negando a doença, utilizando pensamento mágico ou criando expectativas não realistas em relação ao tratamento.

A psicologia sugere que o pensamento mágico constitui uma tentativa de racionalizar o desconhecido estabelecendo uma ligação de causalidade entre dois fatos independentes na crença de que o poder das ideias pode interferir no mundo exterior. Tal comportamento pode fazer parte da personalidade da

A comunicação médico-paciente no tratamento oncológico

pessoa ou constituir-se num mecanismo momentâneo de proteção, usado enquanto o indivíduo busca recursos internos para o enfrentamento.

Ter um ponto de partida ajuda a moldar a má notícia para a compreensão e a capacidade de absorção do paciente. Ele com certeza já sabe – ou imagina – que algo está acontecendo. Mesmo aos que dizem não sentir nada, vindos por insistência da família, cabe a pergunta: "E por que o senhor acha que eles estão insistindo na sua consulta?" Quem procura ajuda médica sempre o faz por algum motivo ou por alguma suspeita. Esclarecê-los é um bom começo.

Determine o que o paciente sabe sobre sua condição médica ou do que ele suspeita. Ouça suas explicações no nível de compreensão dele, com as palavras dele. Evite interromper corrigindo termos. Aceite o "célebro", a "orina", a "ingua" etc.

Nessa fase, é preciso aceitar a negação sem confrontá-la. Uma boa norma é utilizar as mesmas palavras, os mesmos termos que o paciente usa, tentando elucidar e delimitar o significado de cada um. Por exemplo, o paciente refere ter tido um grande sangramento intestinal em virtude de "uma veia dilatada que inflamou". O passo seguinte é indagá-lo sobre os motivos de essa veia ter "inflamado" e perguntar por que veias "dilatadas" e "inflamadas" sangram. Se o paciente diz "tumor", seguimos com "tumor", tentando estabelecer um significado comum entre nós. Se ele diz "câncer", usamos a palavra "câncer", mas podemos perguntar: "Você sabe que existem vários tipos de câncer? De que tipo é o seu?"

O imaginário é igualmente importante. Alguns pacientes já chegam ao consultório angustiados. Pode-se perguntar diretamente sobre as causas da angústia. "Do que é que você está com medo?" "Por que esse diagnóstico lhe causa tanta ansiedade?"

É evidente que essa abordagem pode levar a um grande avanço na conversa, mas também pode esbarrar em graves problemas de negação. Nesse caso, nossa pergunta terá servido para que identifiquemos essa resistência.

Anunciar

Claro que o paciente vai ficar curioso a respeito dos motivos das nossas perguntas. Esse é o gancho para o anúncio: "Preciso conversar com você sobre algumas coisas que talvez sejam desagradáveis".

Essa ordem não é fixa, e às vezes podemos começar com o anúncio. O importante é que o paciente esteja ciente de nossa proposta e disposto a conversar sobre o assunto.

Quando anunciamos nossa pretensão e avisamos que comunicaremos algo que talvez seja desagradável, isso já traz para o enquadramento da conversa o material pertinente à discussão.

Poucas vezes seremos surpreendidos nisso, como no caso de G. F. Quando eu anunciei que queria conversar com ele sobre o resultado dos exames e avisei que as notícias talvez não fossem tão boas, ele me perguntou: "Por que não são boas? Porque eu vou morrer?" E completou: "Eu tenho sofrido de dores há vários meses, passei por inúmeros médicos e fiz muitos exames, alguns bem desagradáveis. Já estou com 75 anos e sei que algo está indo muito mal comigo. Não dá para não pensar o pior. Mas todos nós morremos um dia, não é? Então agora diga o que me espera".

É recomendável perguntar abertamente quanto o paciente deseja saber dos detalhes de sua condição ou de seu tratamento.

A comunicação médico-paciente no tratamento oncológico

Aceite o direito dele de não querer saber, mas ofereça-se para responder a perguntas mais tarde, se ele assim o desejar.

Explicar termos e conceitos
É importante saber que trabalhamos dentro do mesmo código semântico, por isso é fundamental explicar conceitos. Não podemos superestimar o paciente e supor que ele entende todos os termos corretamente – nem cometer o erro contrário, de subestimá-lo e infantilizá-lo.

Quando eu disse à D. G. que precisaríamos discutir alguns aspectos de seu prognóstico, ela me interrompeu e disse: "Mas nem me fale de sobrevida! Eu não quero ter uma sobrevida!" O passo seguinte foi perguntar-lhe o que era "sobrevida", ao que ela respondeu tratar-se "daquilo que sobra da vida". Afirmou não querer "sobras", e sim mais tempo de vida – e esse era o significado de "sobrevida" no meu referencial. Expliquei a D. G. que contávamos o tempo de vida desde o nascimento, e para distinguir esse tempo daquele que transcorre de um acontecimento importante até a morte, usamos o termo "sobrevida". Esclareci que poderíamos até falar em quanto tempo o casamento sobrevive, e assim por diante. Compreendido o conceito, D. G. sentiu-se pronta para discutir ganhos e limites de sobrevida.

Devemos usar uma linguagem inteligível ao paciente. Os termos técnicos têm de ser "traduzidos" em palavras para leigos, levando sempre em conta seu nível educacional, sua bagagem sociocultural e, sobretudo, seu estado emocional naquele momento.

A informação precisa ser dada em blocos pequenos e devemos sempre nos assegurar de que o paciente entendeu o que dissemos e a informação foi assimilada. É um bom recurso fornecer folhetos com as informações por escrito, para que o paciente possa recordar-se delas.

Devemos responder às reações do paciente à medida que elas ocorrerem. Se houver choro, interrompemos a explicação, esperamos que se recupere e discutimos os motivos do choro. Em seguida, perguntamos se a conversa deve prosseguir ou se é melhor continuar em outro momento.

Uma vez que em momentos de tensão a informação não leva à cognição, o ideal é começar a conversa sempre pelos pontos menos tensos e oferecer primeiro os aspectos positivos. Nada de "Eu tenho uma boa e uma má notícia..." Comece sempre pela boa notícia. Por exemplo: "Seu câncer não se espalhou para os gânglios linfáticos (ínguas), está reagindo bem ao tratamento, os medicamentos estão disponíveis aqui etc.".

Forneça dados acurados sobre as opções de tratamento, resultados esperados e potenciais eventos adversos. Na medida do possível, informe o prognóstico.

Se necessário, os aspectos econômicos também devem ficar claros, se possível com um contrato. No entanto, essa discussão objetiva e formal dos custos deve ficar para um momento distinto, no qual esteja presente um responsável legal.

Dar tempo para a assimilação

Uma estagiária que realizava seu trabalho de conclusão de curso sob minha orientação pediu que eu examinasse seu pai, portador de câncer de pâncreas. Depois da consulta, em particular, expliquei-lhe os dados científicos dos exames, as baixas taxas de resposta, as perspectivas limitadas e a sobrevida curta desses pacientes. Eu discorria sobre os trabalhos científicos e seus resulta-

A comunicação médico-paciente no tratamento oncológico

dos mostrando minha erudição sobre o tema quando fui interrompido. Ela disse: "Não quero saber tudo isso, só quero que você cuide do meu pai e faça o melhor possível". Na minha ânsia de me mostrar capaz e digno de cuidar do pai da moça, olhei-a mais como aluna do que como filha do paciente que eu trataria. Ela tinha acesso fácil aos dados que eu estava fornecendo, mas não era disso que precisava naquele momento.

É preciso que pacientes e familiares tenham tempo de introjetar as más notícias, de lidar com elas antes de seguir adiante. Como veremos, a informação nem sempre produz conhecimento (cognição), por isso temos de progredir aos poucos. Para construir um prédio, é importante que as fundações estejam firmes antes que possamos erguer as lajes.

É necessário identificar as emoções expressas pelo paciente (tristeza, silêncio, choque, desespero etc.). Tenha clara a causa ou fonte dessa emoção e dê tempo para que o paciente expresse seus sentimentos (mesmo que de forma não verbal); em seguida, demonstre que você reconheceu os sentimentos dele.

Dar uma notícia por vez

Em vista da dificuldade de assimilação de conteúdos negativos, é importante que as notícias sejam dadas de forma gradual, mesmo que precisemos avançar em mais de uma notícia. É adequado informar uma paciente de que os exames indicaram a presença de neoplasia na mama e ela precisará ser operada. Compreendidos os motivos da cirurgia, deve-se informá-la de que, em virtude do estádio da doença (quanto a doença avançou na mama), não será possível preservar o órgão, sendo ainda necessário retirar alguns linfonodos da axila. O passo seguinte é discutir quando e de que forma a mama será reparada e os possíveis efeitos da dissecção axilar na sensibilidade e no edema do braço.

Em geral, as pacientes acham que depois dessa cirurgia mutiladora o tratamento estará completo, mas na maioria das vezes temos de discutir métodos complementares. Pode ser importante apontar essa necessidade, mas nesse momento é preciso aguardar o laudo anatomopatológico. Só com algumas informações a mais poderemos dizer que tipo de tratamento será mais adequado. Assim, talvez seja precoce falar em queda de cabelo antes mesmo de saber se a quimioterapia será necessária.

Reduzir a ansiedade

Passadas as primeiras consultas, seguindo o curso do tratamento e da evolução da doença, uma forma adequada de reduzir a ansiedade é partilhar com o paciente as decisões terapêuticas. Cabe explicar o motivo pelo qual estamos solicitando os exames e o que esperamos dos resultados. Isso motiva o paciente a realizar os exames, nem sempre confortáveis, e faz que ele entenda a necessidade disso. Já tendo discutido, mesmo que preliminarmente, o motivo pelo qual o exame foi solicitado e os possíveis resultados, a ansiedade diminui. Afinal, o exame mostrará "A" ou "B", e com isso nos decidiremos por fazer "X" ou "Y".

Sempre digo que uma má notícia é melhor que notícia nenhuma. Imagine que seu filho saia de casa e você não tenha nenhuma notícia dele. Com certeza você ficará desesperado, pensando no pior, sem saber se vai para a delegacia, para o Instituto Médico Legal, se o procura em hospitais ou na casa de amigos. Na falta de informação, fica difícil elaborar um plano. Nessa circunstância, saber que ele foi atropelado, quebrou as pernas e está no hospital "X" pode ser

A comunicação médico-paciente no tratamento oncológico

ruim, mas essa notícia permite elaborar um plano de ação. Você pode ir até o hospital, arrumar uma transferência para uma instituição melhor, chamar um médico de sua confiança etc. M.T. faz exames de imagem periódicos para sabermos como está a evolução do seu câncer de pulmão, para o qual recomendamos quimioterapia. Sempre que solicitamos o exame ele sabe o motivo, estando ciente de que a diminuição ou estabilidade da doença significa manter o tratamento, ao passo que a piora fará que alteremos o esquema de quimioterapia. Claro que ele sempre torce pela primeira situação; o fato de saber que o resultado pode ser desfavorável o deixa triste, mas ao mesmo tempo confiante de que há algo mais a ser feito.

Quanto da informação compartilhar?

A resposta a essa pergunta depende do estilo pessoal de cada médico e de cada paciente. Alguns pacientes desejam um médico mais patriarcal, que diga o que deve ser feito e pronto. Já outros apreciam participar das decisões.

Há circunstâncias em que tratamentos distintos podem produzir resultados muito semelhantes. Nesse caso, depois de informar os pacientes das possibilidades, pode ser bom compartilhar as decisões com eles, mas nem todos desejam isso.

Informei uma paciente com câncer de mama de todas as opções terapêuticas disponíveis e perguntei qual mais a agradava. No mês seguinte, descobri que ela fora se tratar com um colega meu, que disse só ver uma opção terapêutica, um único caminho. A paciente interpretou minha solicitação para que ela participasse como um sinal de indecisão, de falta de conhecimento técnico para saber o que era melhor para ela.

Mais adiante, discutiremos alguns aspectos legais, entre eles as diretrizes antecipadas de vontade. Nessa situação, o paciente não tem condições de decidir o que quer que seja sem ter sido adequadamente informado. E aqui, sempre que possível, a decisão deverá ser dele, sem interferência do médico.

Certa vez, dando aula sobre cuidados paliativos, um médico me disse que resolvia a questão de maneira simples, usando a máxima: "Faço aos outros o que gostaria que fizessem para mim". O que não é obrigatoriamente o melhor. Temos conhecimentos e expectativas diferentes dos de nossos pacientes. Pode ser que em determinada situação eu abdicasse de qualquer tratamento, mas havendo opções é lícito que o paciente anseie por elas – mesmo que na minha visão esses tratamentos pareçam ser fúteis.

A. S. era uma jornalista bem-sucedida, solteira e sem filhos, que recebeu o diagnóstico de neoplasia avançada de mama. Como ela apresentava metástases, não foi necessária a mutilação da cirurgia, mas o prognóstico era de evolução fatal, mesmo que com sobrevida razoável. O objetivo do tratamento era obter a melhor qualidade de vida possível, com autonomia.

Por suas características pessoais, sem vínculos familiares fortes, profissionalmente realizada e intelectualmente privilegiada, A. S., manifestou o desejo de participar de todas as decisões de seu tratamento. E assim foi. Informada da progressão das lesões pulmonares – que poderiam causar desconforto respiratório e até insuficiência respiratória –, ela fez uso de suas diretrizes antecipadas de vontade e decidiu que não gostaria de ser submetida a intubação orotraqueal e ventilação mecânica, preferindo ficar na sua casa enquanto isso fosse possível. Caso o quadro se agravasse e o controle dos sintomas ficasse mais difícil, ela con-

A comunicação médico-paciente no tratamento oncológico

cordaria com a hospitalização e, quando necessário, com a sedação paliativa.

Sempre lhe foi dito que ela poderia mudar de opinião a qualquer momento, mas a paciente foi persistente e manteve suas convicções. Ao piorar da falta de ar, internou-se no hospital, pediu para se despedir de algumas pessoas e me disse adeus, agradecendo por tudo que eu fizera e por ter respeitado sua dignidade. Passaram-se alguns dias até que a insuficiência respiratória piorasse ainda mais. Naquele momento, A. S. compreendeu que estava na hora de decidir-se pela sedação paliativa, mas manifestou angústia de como isso seria feito. Ela temia que a medicação provocasse sua morte imediata, como se ela fosse ser executada.

Afirmei à paciente que a função da sedação paliativa não é causar a morte, mas promover o máximo alívio do sofrimento causado pela angústia respiratória – o que infelizmente só seria possível com a retirada de sua consciência e seria feito de forma gradativa. Aumentaríamos a medicação no soro aos poucos, até que, sem um momento marcado, ela adormecesse. Oito horas depois da sedação, A. S. veio a falecer, sem sinais exteriores de sofrimento.

Os familiares próximos participaram de todo o processo e estavam conscientes das decisões de A. S., permanecendo com a tristeza, mas com a serenidade que a situação exigia.

Não mais os vi por alguns meses, até que retornaram ao consultório com a mãe de A. S. Procedi à anamnese tentando obter o diagnóstico de neoplasia, mas isso foi em vão. Ao perguntar diretamente sobre o tumor, os familiares responderam que ela não tinha câncer, mas sofria de insuficiência cardíaca grave, informando ainda que o prognóstico do cardiologista era de que ela faleceria em alguns meses. Lembrando-se da morte tranquila de A. S., eles haviam me procurado porque eu "sabia fazer morrer sem sofrimento". Nenhum elogio pode ser melhor do que esse para quem lida com doenças incuráveis.

Fechar a conversa

Não deixe coisas no ar. Avise que a entrevista precisa ser encerrada, como previamente combinado. Pergunte se algo precisa ser esclarecido de imediato. Se for oportuno, resuma as principais questões abordadas. Ofereça a possibilidade de agendar uma próxima conversa ou já especifique um momento para voltar a conversar, após o resultado de um exame ou da consulta a outro especialista.

Trace uma estratégia para diagnóstico ou um plano de tratamento. Se for desejo do paciente, compartilhe as responsabilidades na tomada de decisão (o que pode também reduzir qualquer sensação de fracasso por parte do médico). Seja honesto sem destruir a esperança ou a vontade de viver dos pacientes.

Os erros

Processos contra médicos costumam ter como uma das causas a dificuldade de comunicação. Os pacientes entendem o que o médico lhes informou de forma errônea ou imprecisa. Mesmo quando não acaba em contenda judicial, a má comunicação é motivo de descontentamento com o atendimento médico. A boa comunicação melhora a satisfação profissional e reduz o esgotamento (*burnout*) no trabalho.

A prática é difícil e nem sempre acertamos. Há uma fábula segundo a qual a formiga caiu num copo de leite. Desesperada,

A comunicação médico-paciente no tratamento oncológico

ela agitou as patas com tal velocidade que o leite transformou-se em manteiga e ela pôde caminhar até a borda do copo, salvando--se. Em outra oportunidade, a mesma formiga caiu num copo d'água. Lembrando-se de sua experiência anterior, ela agitou as patas o mais que pôde, mas nada aconteceu e ela morreu. Não existe uma solução mágica que funcione sempre.

Foi assim que, após dois sucessos com a família de A. S., tive a honra de receber seu cunhado, portador de câncer de cólon com múltiplas metástases hepáticas. As estratégias foram semelhantes e tudo caminhava bem, mas B. V. apresentou uma síndrome de hipertensão portal com varizes de esôfago. Ele já fora submetido a uma endoscopia digestiva alta para a ligadura de algumas varizes, mas voltou a apresentar vômitos com grande quantidade de sangue (hematêmese) e foi hospitalizado.

Ainda no pronto-socorro, foi realizada uma endoscopia, sem que se identificasse o ponto de sangramento. Já internado, B. V. voltou a apresentar hemorragia maciça. Em desespero, a família avisou a enfermeira, que informou o plantonista, que tentou contato conosco... Porém, nada de concreto foi feito. O paciente morreu lúcido, consciente, sufocado com o próprio sangue. Não houve tempo para a sedação e o desconforto foi inevitável.

São pequenos detalhes imprevistos que podem acabar com meses de um bom trabalho, como aconteceu com a C. R., psicóloga, portadora de uma neoplasia de mama. Ela ficou sob nossos cuidados do início ao final da doença. Múltiplos tratamentos foram realizados, mas os tumores progrediram ao longo dos anos. Com o surgimento de metástases cerebrais, foi feita cirurgia para remoção parcial das lesões e radioterapia nos focos remanescentes. A paciente chegou a ouvir uma segunda opinião no Memorial Sloan Kettering Cancer Center (MSKCC) de Nova York, onde lhe foi dito que nada mais poderia ser feito – nem mesmo do ponto de vista experimental, pois a presença de metástases cerebrais não controladas era critério de exclusão para a maioria dos protocolos investigativos disponíveis. Os médicos do MSKCC a aconselharam a ficar em casa, cercada pelas pessoas que amava, pelo maior tempo possível.

Bem orientada e baseada em nosso convívio, C. R. sabia o que perguntar e indagou sobre como a morte se daria. Foi-lhe dito que, com a progressão das lesões cerebrais, o mais esperado era que ela evoluísse para edema cerebral e coma, vindo a falecer por esse motivo. A paciente voltou para casa e informou a todos, médicos e familiares, sobre suas diretrizes antecipadas de vontade. E assim as coisas caminharam bem por um tempo.

Porém, de forma não prevista, ela passou a apresentar intensa falta de ar, com angústia respiratória provavelmente devida a um tromboembolismo pulmonar. O marido, ao deparar com aquele quadro desesperador, encontrou na porta da geladeira o telefone do pronto atendimento do hospital e solicitou uma ambulância com médico.

Chegando à casa da paciente, o médico socorrista percebeu a gravidade do quadro e perguntou ao marido de C. R.: "Qual é o prognóstico? O que deve ser feito?" Atrapalhado pelo imprevisto, o marido respondeu: "Não sei! O médico aqui é o senhor!"

O socorrista, sem informações sobre a paciente, não vacilou. Insuficiência respiratória aguda é igual a intubação e respirador. Daí para a ambulância e, é claro, CTI. Foi só ao vê-la internada que o marido tomou consciência da situação e disse: "Mas era justamente isso que ela não queria!"

A essa altura, já estávamos cientes do caso. A lei não permite a suspensão de tratamento de suporte de vida, pois isso seria caracterizado como eutanásia ativa, homicídio culposo, premeditado e sem direito de defesa da vítima, como gostam de frisar os advogados, passível de todas as punições legais. Só nos restou não prosseguir no "investimento" médico no caso. Não realizamos mais nenhuma intervenção e C. R. morreu em algumas horas, sem sofrer, mas longe de casa e da família. Qual foi o erro? Era o nosso telefone que deveria estar na geladeira. Teríamos administrado um sedativo e tranquilizado o marido, avisando-o de que o momento fatal chegara. Mas ninguém ligou para nós.

Grande parte das falhas acontece exatamente em meros detalhes, que não foram previstos. E, na natureza da medicina, a imprevisibilidade não é um fenômeno raro.

NOTAS BIBLIOGRÁFICAS

1. KOCH, I. V. O texto e a construção dos sentidos. 10. ed. São Paulo: Contexto, 2012.
2. VYGOTSKY, L. S. Pensamento e linguagem. São Paulo: Martins Fontes, 1998.
3. BRAGA, E. M.; SILVA, M. J. P. da. "Comunicação competente – Visão de enfermeiros especialistas em comunicação". Acta Paulista de Enfermagem, v. 20, n. 4, 2007, p. 410-14.
4. STEFANELLI, M. C.; CARVALHO, E. C.; ARANTES, E. C. A comunicação nos diferentes contextos da enfermagem. Barueri: Manole, 2005.
5. SILVA, M. J. P. da. Comunicação tem remédio: a comunicação nas relações interpessoais em saúde. 11. ed. São Paulo: Loyola, 2006.
6. FREI III, E.; GEHAN, E. A. "Definition of cure for Hodgkin's disease". Cancer Research, v. 31, n. 11, 1971, p. 1828-33.
7. WATZLAWICK, P.; BEAVIN, J. H.; JACKSON, D. D. Pragmática da comunicação humana: um estudo dos padrões, patologia e paradoxos da interação. São Paulo: Cultrix, 1981.
8. Ibidem.
9. VOOGT, E. et al. "Information needs of patients with incurable cancer". Support Care Cancer, v. 13, n. 11, 2005, p. 943-48.

Ricardo Caponero

10. KNAPP, M. L.; HALL, J. A. *Comunicação não verbal na interação humana*. São Paulo: JSN, 1999.

11. EKMAN, P. *A linguagem das emoções*. São Paulo: Leya, 2011.

12. Dicionário Informal. Disponível em: <http://www.dicionarioinformal.com.br>. Acesso em: 27 ago. 2013.

13. KNAPP, M. L.; HALL, J. A., *op. cit.*

14. BONDER, N. *A alma imoral*. Rio de Janeiro: Rocco, 1998, p. 26-29.

15. SAINT-EXUPÉRY, A. de. *O pequeno príncipe*. Rio de Janeiro: Agir, 2000, p. 74.

16. PETRILLI, A. S. et al. "O processo de comunicar e receber o diagnóstico de uma doença grave". *Diagnóstico & Tratamento*, v. 5, n. 1, 2000, p. 35-39.

17. GIRGIS, A.; SANSON-FISHER, R. W. "Breaking bad news: consensus guidelines for medical practitioners". *Journal of Clinical Oncology*, v. 13, n. 9, 1995, p. 2449-56.

18. LIMA, A. E. A. "Cómo comunicar malas noticias a nuestros pacientes y no morir en intento". *Revista Argentina de Cardiología*, v. 71, n. 3, 2003, p. 217-20.

19. MOSCONI, P. et al. "Disclosure of breast cancer diagnosis: patient and physician reports". *Annals of Oncology*, v. 2, n. 4, 1991, p. 273-80.

20. MEREDITH, C. et al. "Information needs of cancer patients in West Scotland: cross sectional survey of patients' views". *BMJ*, v. 13, n. 7059, 1996, p. 724-26.

21. GAUTAM, S.; NIJHAWAN, M. "Communicating with cancer patients". *The British Journal of Psychiatry*, v. 150, n. 6, 1987, p. 760-64.

22. SUTHERLAND, H. et al. "Cancer patients: their desire for information and participation in treatment decisions". *Journal of the Royal Society of Medicine*, v. 82, n. 5, 1989, p. 260-63.

23. PETEET, J. R. et al. "Presenting a diagnosis of cancer: patients' views". *The Journal of Family Practice*, v. 32, n. 6, 1991, p. 577-81.

24. VICTORINO, A. B. et al. "Como comunicar más notícias: revisão bibliográfica". *Revista da SBPH*, v. 10, n.1, jun. 2007.

25. PLACEK, J. T.; EBERHARDT, T. L. "Breaking bad news: a review of literature". *JAMA*, v. 276, 1996, p. 496-502.

26. ZANETI, E. *O médico que não sabia fazer bilu-bilu: uma história do relacionamento médico-paciente*. Brasília: Conselho Federal de Medicina, 2006.

27. Depoimento oral, 25 mar. 2014.

28. TESSER, A.; ROSEN, S.; TESSER, M. "On the reluctance to communicate undesirable messages (the MUM effect): a field study". *Psychological Reports*, v. 29, n. 2, 1971, p. 651-54.

29. SILVA, M. J. P. da. "Comunicação de más notícias". *O Mundo da Saúde*, v. 36, n. 1, 2012, p. 49-53.

A comunicação médico-paciente no tratamento oncológico

30. BUCKMAN, R. *How to break bad news: a guide for health care professionals.* Baltimore: The Johns Hopkins University Press, 1992.

31. BAILE, W. F. *et al.* "SPIKES – A six-step protocol for delivering bad news: application to the patient with cancer". *The Oncologist,* v. 5, n. 4, 2000, p. 302-11.

32. Em português: Preparar-se previamente; Construir um ambiente/relacionamento terapêutico; Comunicar-se de modo eficaz; Saber lidar com a reação do paciente e de sua família; Encorajar e acolher emoções, validando-as. RABOW, M. W.; McPHEE, S. J. "Beyond breaking bad news: how to help patients who suffer". WJM, v. 171, 1999, p. 260-63.

6. OS ENTRAVES

São sete as principais barreiras à comunicação humana: 1) limitação da capacidade do receptor; 2) distração (ruído); 3) presunção não enunciada; 4) incompatibilidade dos planos; 5) intrusão de mecanismos inconscientes ou parcialmente conscientes; 6) apresentação confusa; 7) ausência de recursos de comunicação.[1]

Embora a ausência de comunicação seja impossível entre dois ou mais seres que percebem a presença do outro, ela pode ser rudimentar, mas também pode se dar de forma bastante satisfatória – como em um bate-papo entre conhecidos. Porém, nem sempre a comunicação entre o profissional de saúde e o paciente é terapêutica.

Em certos momentos, a interação recai sobre palavras, atitudes e mensagens mal construídas que podem ferir ou entorpecer o paciente, resultando em hostilidade contra o mensageiro, na exclusão do paciente de um compromisso terapêutico e comprometendo a formação do vínculo necessário ao processo de cuidar.[2]

Embora a comunicação pareça ser algo fácil e natural, ela comporta inúmeros mal-entendidos e lacunas – sobretudo quando o indivíduo está fragilizado emocionalmente, como acontece diante do diagnóstico de câncer. Isso causa mau entendimento e relações distorcidas, permeadas por angústia e insatisfação. O médico sente-se estressado por não se fazer entender e por não ver suas orientações seguidas. O paciente, por sua vez, fica angustiado por não ter suas dúvidas bem esclarecidas. Assim, a relação se deteriora e tende a se romper – ou a se arrastar de forma inadequada. Desse modo, uma interação que deveria ser terapêutica pode ter o efeito inverso e tornar-se iatrogênica.

O termo "iatrogenia" vem do grego e define o resultado indesejável da ação prejudicial não intencional dos profissionais de saúde. Relacionada à observação, à monitorização ou à intervenção terapêutica, caracteriza uma falha profissional por negligência.[3] A imprudência do profissional associada à percepção inadequada ou à má utilização da comunicação não verbal no contato com o paciente pode caracterizar uma ocorrência iatrogênica na medida em que "traz sequelas psicológicas a ele, que podem ser mais cortantes que um afiado bisturi ou mais dolorosas que a dor física, influenciando de maneira decisiva o compromisso terapêutico e o curso do tratamento".[4]

São múltiplos os empecilhos para que a comunicação ocorra de forma satisfatória. Vejamos a seguir alguns deles.

A FORMAÇÃO

Os pacientes, salvo raras exceções, não têm qualquer formação teórica para a comunicação efetiva. Esta cabe ao profissional de saúde, que deve ter se preparado para isso em sua formação. Ou

A comunicação médico-paciente no tratamento oncológico

deveria. Porém, infelizmente, nem sempre as escolas de saúde se preocupam com isso. Como dizem Levites e Blasco, "a universidade, que deveria contribuir para a formação do estudante, está em crise de identidade"[5].

O vertiginoso aumento no número de escolas médicas e das vagas em cursos de Medicina tornou necessária a rápida contratação de docentes. Privilegiaram-se os recém-egressos de programas de mestrado e doutorado em detrimento dos docentes mais antigos – às vezes até sem pós-graduação, mas com larga experiência e vivência prática no contato com os pacientes. No dizer do professor doutor Olavo Pires de Camargo, "um profissional bem formado atende mais às nossas necessidades do que 20 médicos despreparados"[6].

O contato magistral (de mestre para discípulo) se perdeu. O professor não conhece mais o aluno nem há intimidade no contato. Passa-se a informação, mas não a formação pessoal que engrandece o caráter do aluno pelo exemplo do mestre. Como dizem Rita Macieira, Maria Júlia Kovácz e Vicente de Carvalho, "educar não é só instruir, é também a formação de um caráter, de uma pessoa que toma decisões pautadas no conhecimento e na ética"[7].

Perdeu-se a tradição hipocrática, que sobre a formação do médico dizia:

> Juro estimar, tanto quanto a meus pais, aquele que me ensinou esta arte; fazer vida comum e, se necessário for, com ele partilhar meus bens; ter seus filhos por meus próprios irmãos; ensinar-lhes esta arte, se eles tiverem necessidade de aprendê-la, sem remuneração nem compromisso escrito; fazer participar dos preceitos, das lições e de todo o resto do ensino meus filhos, os de meu mestre e os discípulos inscritos segundo os regulamentos da profissão, porém só a estes.[8]

O Juramento de Hipócrates consta como missão, visão e valores para o Conselho Regional de Medicina de São Paulo.

É evidente para todos os que labutam na área que, com o tempo e o desleixo, principalmente das autoridades, o magistério foi desprezado, deixando de ter qualquer atrativo para profissionais com quaisquer outras opções. Com isso, o ensino entrou em colapso, chegando à condição precária de degradação a que assistimos. Esta não apenas se instala na qualidade do aprendizado, mas também se reflete na incapacidade de desenvolver virtudes, uma das principais funções do educador.[9]

Levites e Blasco sugerem uma reflexão para os professores que querem fazer diferença na vida de seus alunos, propondo que a universidade "seja baseada no alargamento intelectual, na expansão da mente, com vista à formação do caráter; uma proposta que vai muito além da perspectiva imediatista e utilitarista pautada pelo desenvolvimento nacional ou empresarial"[10].

Se não podemos mais contar com a formação escolar universitária, ao menos dispomos de métodos e recursos de aprendizado em que a comunicação com o paciente pode ser treinada de maneira efetiva. Um grande recurso para isso, apesar das limitações por ser originalmente em língua inglesa, é o Oncotalk™, curso criado especificamente para isso[11], assim como o programa *Education in Palliative and End-of-Life Care* (EPEC™).[12]

O TEMPO E A REMUNERAÇÃO

O grande desenvolvimento tecnológico da medicina produziu melhorias inegáveis na solução de determinados problemas médicos, mas, de forma inerente, trouxe também problemas. Houve uma tecnocratização constante da profissão e uma explosão de

A comunicação médico-paciente no tratamento oncológico

custos no atendimento médico. Não suportado financeiramente pelos programas estatais, o progresso passou a ser mantido (ao menos em parte), por sistemas suplementares de saúde. Vinculados ao governo e à demanda imensa de atendimento – com ambulatórios abarrotados e enfermarias permanentemente lotadas, muitos com pacientes crônicos –, os médicos são pressionados a realizar atendimentos massivos, despersonalizados e mal remunerados. Em valores de hoje, um médico especialista recebe do Sistema Único de Saúde (SUS) R$ 10 por consulta médica. No que se refere à saúde suplementar, a situação é pouca coisa melhor, embora seja muito variável, com planos pagando integralmente o valor de uma consulta particular enquanto outros pagam pouco mais que o SUS.

A má remuneração impede a atualização científica do médico e reduz seu interesse pela qualificação. Mal pago, ele busca renda fora da medicina, abandonando a profissão, ou a exerce sem ânimo. Creio que a formação extremamente longa (seis anos básicos, dois anos de residência geral e três a cinco anos de especialização) e a incapacidade de prover uma família com os rendimentos oriundos da atividade médica têm feito que os profissionais procurem alternativas que lhes permitam sustentar uma família.

Que dizer, então, dos pacientes mais enfermos, sem chance de cura, para os quais o Código de Ética Médica orienta: "[...] o médico não abandonará o paciente por ser este portador de moléstia crônica ou incurável e continuará a assisti-lo ainda que para cuidados paliativos"?[13]

Segundo a Organização Mundial de Saúde (OMS), em conceito definido em 1990 e atualizado em 2002, os cuidados paliativos consistem na assistência promovida por uma equipe multidisciplinar, que objetiva a melhoria da qualidade de vida do paciente e seus familiares, diante de uma doença que ameace a vida, por meio da prevenção e alívio do sofrimento, da identificação precoce, avaliação impecável e tratamento de dor e demais sintomas físicos, sociais, psicológicos e espirituais.[14]

Apesar de a oferta de cuidados paliativos ser obrigatória nos centros de referência e de atenção oncológica, por imposição legal, não existe regulamentação quanto ao suporte financeiro para que se mantenha esse programa. Não há remuneração para mais de uma consulta por mês, não se paga o atendimento aos familiares – por vezes mais demorado que o dedicado ao próprio paciente – nem há remuneração prevista para a assistência espiritual. Exige-se um atendimento de excelência sem oferecer os recursos necessários aos profissionais que o proverão.

O psicólogo, na maioria das instituições exerce também a função de "bombeiro" – apaga incêndios quando o paciente ou seus familiares causam problemas à equipe. Trata-se de atendimentos pontuais, não de apoio psicológico. Pesquisas conduzidas pela psicóloga Rita Macieira constataram que, quando o paciente está em conflito espiritual, quase sempre prefere falar com o médico ou psicólogo e não com o assistente espiritual. Aliás, o psicólogo também não costuma entender de psicologia das religiões...

A família é sempre complexa e permeada por relações conflituosas. Segundo Natrielli e Natrielli, "a complexidade envolvendo o funcionamento e a dinâmica de grupos familiares dificulta,

A comunicação médico-paciente no tratamento oncológico

para qualquer pesquisador, a elaboração de um conceito referente àquilo que poderíamos chamar de 'família normal'"[15]. Em psicologia médica, situações ligadas à dinâmica familiar são importantes na abordagem de pacientes em qualquer ambiente clínico. "Portanto, o estudo das relações [...] pode contribuir para dirimir impasses que porventura possam ocorrer"[16].

Em uma de nossas reuniões mensais, alguém propôs o tema "A família problemática". Ao vê-lo, a psicóloga do grupo perguntou quem tinha escrito tamanho pleonasmo. Afinal, qual família não é problemática?

A MECÂNICA DO MAL-ENTENDIDO

Há situações na comunicação que parecem cenas de comédias burlescas. Um mal-entendido desdobrável no qual uma pessoa diz uma coisa e seu interlocutor, com ingenuidade ou malícia, responde outra, mas ambos seguem adiante no diálogo, impávidos e desentendidos. Cada interlocutor emite sua fala com base em seu referencial pessoal e o outro capta a mensagem segundo outro referencial, com o qual responde. O diálogo se sustenta porque há uma simetria artificial no desencontro das mensagens, uma conversa cruzada, e essa situação se mantém até que alguma discrepância óbvia torne evidente que não se está falando da mesma situação.

Muitos veem essa forma de comunicação como natural – afinal, parece a rotina de certos casamentos... ou de todos os casamentos em algum momento.

Vistas fora de contexto, por pessoas não envolvidas, ou num tempo diferente, determinadas situações seriam cômicas se não fossem trágicas.

133

O que normalmente ninguém leva em conta é quanto de conversa cruzada existe em qualquer comunicação. Porque é claro que toda troca de mensagens entre pessoas tem sempre uma dose de mal--entendido. Esta pode ser gigantesca ou mínima; inexistente, jamais, porque sua inexistência significaria que a moldura de referências de quem fala é idêntica à de quem ouve. Uma impossibilidade humana.[17]

Algo que sempre nos aflige são as áreas de sombra e ruído que surgem, inevitavelmente, na interação entre o eu e o outro; elas constituem um lembrete da precariedade pantanosa do solo em que erguemos esse palácio chamado linguagem.

A ANGÚSTIA E O ESTADO DE ALERTA CONSTANTE

A presença de uma doença grave deixa os pacientes fora de seu estado normal de compreensão. Coisas mínimas e banais podem tomar proporções descontroladas. É comum pacientes que se submeteram a um ultrassom acharem que, se o exame foi rápido demais, o médico não "olhou" direito. Se, ao contrário, o exame foi muito demorado, o ultrassonografista com certeza "achou alguma coisa". Mas qual é o tempo adequado para o exame?

Deve-se também levar em conta que, se o paciente passa por uma situação tão estressante como o diagnóstico de câncer, ele apenas exacerba suas características que há muito já vinha apresentando, mas eram toleradas pela família, pois se diluíam na rotina do cotidiano. Se era nervoso, por exemplo, passa a se mostrar ainda mais irritado. Medo, angústia e raiva se misturam e precisam encontrar um caminho para ser descarregados. É exatamente nessa situação que necessita encontrar no médico a paciência de um bom ouvinte.

Pior ainda é o que acontece quando, na realização de um método de imagem, o técnico pede para fazer uma nova tomada, por vezes em outra posição. Para o doente isso já é quase certo de que algo de anormal foi encontrado. Porém, o técnico não é radiologista nem especialista no assunto. O máximo que ele pode depreender é que o exame não ficou tecnicamente adequado e demanda repetição.

A DISSOCIAÇÃO ENTRE INFORMAÇÃO E CONSCIÊNCIA

O fato de informarmos minuciosamente o paciente ou sua família, muitas vezes solicitando a assinatura de um "Termo de consentimento pós-esclarecimento (TCE)", não significa que eles tenham, de fato, compreendido o que foi dito.

Certa vez, tivemos uma paciente com câncer de mama e metástases cerebrais graves. Ela tinha ouvido profissionais de outro país, que afirmaram não haver nada mais a fazer em relação à doença de base. Apesar de internada em CTI, sua função renal piorou e era necessário decidir sobre a realização ou não de diálise. A família foi adequadamente informada e pediu um tempo para debater a conduta. Apesar da restrição de tempo, permitimos que conversassem e eles decidiram por não autorizar a diálise, que seria apenas mais uma agressão à paciente. A discussão dos aspectos legais que aqui se aplicam será feita mais adiante.

Diante dessa situação, comunicamos que o prognóstico seria muito ruim a partir de então, com o óbito esperado em menos de 24 horas. Informada disso, a família mostrou-se espantada, afirmando não ter sido avisada de que esse cenário tão grave poderia advir da não realização da diálise. Ou seja, não se pode deixar nada subentendido e, mesmo depois de dar a informação, é preciso verificar e confirmar se ela foi de fato compreendida.

Na prática, sabemos que, depois que uma notícia ruim foi dada, tudo que for dito a seguir estará com a compreensão comprometida. É como quando estamos lendo um livro ou vendo um filme com o pensamento em algo que nos aflige. Chegamos ao final da página ou da cena e não nos lembramos do que acabamos de ler ou ver. Assim é na consulta médica.

Uma das coisas que afligem as mulheres que vão se submeter à quimioterapia é a queda dos cabelos (alopecia). Depois que essa informação é dada, a compreensão das notícias que se seguem fica comprometida. Enquanto discorremos sobre outros aspectos do tratamento, a paciente fica pensando na sua aparência, na reação de familiares e amigos, em como ela manterá sua vida social etc. E, enquanto ela pensa tudo isso, o que quer que seja dito cai no vazio.

A alternativa, então, é estruturar a conversa a fim de colocar primeiro os fatos "menos agressivos", como a periodicidade dos exames, os telefones de contato em caso de urgência etc. Depois de comunicada uma notícia ruim, o paciente precisará de um tempo para sintonizar-se novamente na conversa. Por isso, também é interessante dividir os fatos em mais de uma conversa.

Certa vez, fizemos uma investigação breve. Os pacientes faziam uma pré-consulta com uma de nossas psicólogas, que avaliava basicamente seu nível de ansiedade. Em seguida, era realizada a consulta, para a qual tínhamos estabelecido, junto com as psicólogas, um roteiro de comunicação. Ao término da consulta, informávamos às psicólogas se havíamos conseguido cumprir ou não o roteiro e elas entrevistavam de novo o paciente. Pelo menos um terço das informações dadas ficou perdido. As que se seguiram a pontos de grande impacto foram as menos assimiladas.

A comunicação médico-paciente no tratamento oncológico

Nosso roteiro começa investigando até que ponto o paciente já sabe de seu diagnóstico e prognóstico. Interpretamos o significado do diagnóstico e os motivos que tornam necessária a realização de procedimentos terapêuticos complementares (tratamento adjuvante). Afinal, o paciente precisa estar consciente e mobilizado quanto à importância do tratamento complementar. Em seguida, explicamos a agenda do tratamento, os dias de consulta, a frequência e a duração das aplicações, a necessidade de realização de exames de controle e os horários da clínica, já oferecendo os telefones de contato para rotina e urgências. Por fim, falamos sobre efeitos adversos esperados, começando pelos menos significativos e terminando com os mais impactantes para a vida diária.

Ao mesmo tempo que orientamos o paciente sobre tais efeitos, esclarecemos as condutas a ser tomadas. Quanto a orientações para o caso de náuseas, vômitos, mucosite, diarreia ou obstipação etc., os pacientes levam tudo por escrito. Mesmo tendo ouvido, é difícil fixar de uma só vez tudo que deve ser feito.

O mais importante é confirmar o tempo todo se a informação dada foi assimilada e até que ponto foi compreendida. Nem sempre a informação produz cognição.

A MEDICINA TAMBÉM NÃO COLABORA...

Toda área do conhecimento humano precisa ser descrita em termos concretos. É preciso emitir conceitos. Talvez mais do que em outras áreas, a medicina emprega termos que não são familiares às pessoas em geral.

Além dos nomes das enfermidades, há os exames e seus resultados. Em geral, o "negativo" é bom e o "positivo" é ruim – o que muitas vezes é contrário ao que prega o senso comum.

137

Há até uma piada médica sobre isso.

O médico atende, em consulta de retorno, uma jovem mulher e diz:

— Tenho uma ótima notícia para a senhora.

Ela o corrige:

— Senhora não, senhorita!

— Puxa, então acho que a notícia não é tão boa...

Em teste de gravidez e exames de paternidade o resultado sempre será muito relativo, dependendo das expectativas.

Também há outra piada, meio maldosa, em que dois amigos se encontram e um deles parece extremamente triste. O outro pergunta:

— O que aconteceu? Você parece tão chateado!

— É que fui ao médico e ele me disse que não tenho porra nenhuma.

— Ué! E você não ficou feliz com isso?

— Não! Eu fui fazer um teste de fertilidade.

Certa vez, atendi um paciente que estava em seguimento pós-quimioterapia de um câncer no intestino grosso. Como ele havia se queixado de desconforto abdominal, pedi um exame parasitológico de fezes. O paciente veio à consulta desesperado, pois o resultado havia dado "negativo", o que para ele significava que seu câncer tinha voltado. Demorou um pouco para convencê-lo de que isso significava apenas que ele não tinha vermes.

Outra paciente abriu o laudo do seu exame ultrassonográfico de abdome e leu: "Ausência de linfonodomegalias retroperitoneais". Alheia às palavras difíceis, ela entendeu que estava faltan-

A comunicação médico-paciente no tratamento oncológico

do alguma coisa. Por isso, perguntou-me por que os outros "tinham" e ela não. Expliquei que o normal era não ter mesmo e o resultado dela era normal. Mas ela não se convenceu: disse que, se aquele era um resultado esperado, o médico do ultrassom não devia ter colocado a frase no laudo.

Mais difícil foi explicar a um paciente que leu no laudo ter havido "acentuada regressão tumoral". Ele interpretou o resultado como se a doença estivesse muito pior, afinal, "estava indo para trás". Levou tempo para ele acreditar que, quando a doença regride, vai para trás, "encolhe" – e, se a doença regride, ele progride, melhora.

O QUE É NORMAL?

Em medicina, em geral, não há julgamento de valor. A normalidade é definida de forma estatística como o padrão comum, a norma da população. Mas há exceções, sendo o exemplo mais evidente a obesidade. Não é porque a maior parte da população americana está acima da massa corpórea ideal que o parâmetro de normalidade se altera.

Vamos a alguns casos. A temperatura axilar, por exemplo, costuma variar entre 36ºC e 37ºC, com média em 36,5ºC – que é considerada a temperatura normal. Mas é claro que alterações da temperatura exterior, do termômetro utilizado e da visão de quem lê o resultado não permitem exatidão, comportando uma variação entre 36ºC e 37ºC.

No entanto, há situações em que, apesar de o resultado não estar dentro da faixa de referência, isso não corresponde a uma situação de doença (patológica). No caso da dosagem de creatinina no plasma, por exemplo, normalmente os resultados variam entre 0,8 e 1,2mg/dl. A causa mais comum de elevação (números acima de 1,2ng/ml) é o mau funcionamento renal. Já resultados abaixo do normal não têm nenhum significado, ocorrendo quase sempre em pessoas que têm pouca massa muscular ou se hidrataram em excesso antes da coleta de sangue.

Os exames também precisam ser interpretados com certa flexibilidade. A precisão não é matemática e o diagnóstico depende de um conjunto de fatores, não só de um número. No caso da concentração de glicose no plasma, para a qual os valores de referência estão entre 70 e 90mg/dl, se o paciente não tem diagnóstico nem sintomas de diabetes, ninguém vai valorizar um resultado de 92mg/dl, mesmo estando fora do "normal".

SENSIBILIDADE, ESPECIFICIDADE, VALORES PREDITIVOS

A imensa maioria das pessoas não familiarizadas com a ciência médica acredita que os exames laboratoriais são a confirmação de uma suspeita e seu resultado, se o laboratório é de reputação ilibada, é certo e definitivo. Mas não é assim. É preciso explicar que todos os exames podem apresentar resultados falsos, pois são regidos por parâmetros de avaliação como "sensibilidade" e "especificidade".

Um resultado falso-positivo é o que aponta a presença de uma condição que o paciente na realidade não tem. Da mesma forma, o falso-negativo ocorre quando o exame não mostra uma situação que o paciente, na realidade, possui. Trocando em miúdos: um exame para dengue é falso-negativo quando o resultado dá normal e o paciente, de fato, tem dengue, e vice-versa.

Sensibilidade é a capacidade de um teste de identificar corretamente um paciente como portador de determinada condição en-

A comunicação médico-paciente no tratamento oncológico

tre os que de fato a têm. Ela busca estabelecer a relação entre os resultados que confirmam a proposta clínica (verdadeiros positivos) e os que a negam, mas de forma falsa (falsos-negativos).[18] A sensibilidade de um exame é constituída pela proporção de indivíduos verdadeiramente positivos entre a população de doentes. Ou seja, se entre 100 doentes o exame dá positivo em 90, a sensibilidade é de 90%.

Já *especificidade* é a capacidade de um teste de identificar de forma correta um paciente como não portador de certa condição entre os que de fato não a têm. Ou seja, trata-se da proporção de indivíduos verdadeiramente negativos (normais) entre os não doentes. Se entre 100 pessoas normais há resultados positivos em 5, a especificidade será de 95% e há 5% de falsos-positivos.

A sensibilidade e a especificidade de um método diagnóstico estão intimamente ligadas. Ambas visam medir a probabilidade de veracidade, seja ela positiva ou negativa, dos resultados obtidos por pesquisas ou testes clínicos. A grandeza que mede esse grau de veracidade é conhecida por *exatidão* (acurácia), ferramenta que define a relação entre tudo que é positivo e negativo. O ideal seria que um teste fosse, ao mesmo tempo, muito sensível e específico, mas em geral isso não ocorre. Quanto maior a sensibilidade, menor a especificidade.

Vamos a um exemplo. Imagine que você queira comprar um alarme para o seu carro. O vendedor adverte que há dois tipos de alarme. Um é muito sensível, toca à toa, dispara por qualquer motivo. Em suma, por sua sensibilidade, por vezes ele toca sem que o carro esteja sendo roubado (falso-positivo). O outro, por sua vez, dispara quando de fato o carro está sendo roubado mesmo, mas se o ladrão tiver "mão leve" talvez consiga levá-lo sem que o alarme toque (falso-negativo). É óbvio que o ideal seria um alarme que avisasse todas as vezes que o carro estivesse sendo roubado e só quando isso estivesse ocorrendo, mas isso é impossível.

Assim, quando e por que utilizar um teste com alta sensibilidade (e muitos falsos-positivos)? Para afastar outras doenças na fase inicial do diagnóstico; quando o ônus de não fazer o diagnóstico é alto (por exemplo, quando um tratamento imediato pode melhorar a sobrevida de um paciente com doença grave); para rastrear doadores de sangue a fim de evitar qualquer contaminação; no rastreamento de doenças em determinada população.

E no caso dos testes de alta especificidade? Devem ser usados para confirmar um diagnóstico sugerido por outros exames com menor especificidade; quando um resultado falso-positivo pode ser muito lesivo, devendo haver absoluta certeza do diagnóstico para iniciar um tratamento clínico que pode ser nocivo (radioterapia para câncer), acarretar uma mudança nos hábitos de vida da pessoa (diabetes) ou gerar problemas emocionais.

Coggon, Rose e Barker[19] oferecem-nos um excelente exemplo. Em uma pesquisa de câncer de mama, critérios diagnósticos alternativos foram comparados com um teste referência (biópsia). A palpação de um médico rendeu poucos falsos-positivos (especificidade de 93%), isto é, poucos pacientes foram erroneamente diagnosticados, mas falhou em diagnosticar metade dos casos (sensibilidade de 50%). Quando os critérios diagnósticos foram aumentados para incluir todos os resultados positivos identificados por médicos, enfermeiras ou mamografia, poucos casos foram perdidos (94% de sensibilidade), mas a especificidade caiu para 86%.

A comunicação médico-paciente no tratamento oncológico

Certa vez, uma prima sadia de uma paciente foi doar sangue. Colhidos os exames obrigatórios, o banco de sangue a chamou e avisou que o exame para HIV dera positivo. A mulher ficou abalada. Não entendia como tinha se contaminado, mas imaginou que ao contar ao marido ele a acusaria de adultério. Desesperada, ela chegou a pensar na ideia de suicídio. Foi nessa situação que ela veio me procurar. Expliquei-lhe sobre sensibilidade e especificidade e disse que os bancos de sangue optam por utilizar um teste de triagem de alta sensibilidade (muitos falsos-negativos), mas isso diminui a chance de transfundir sangue contaminado. Realizamos um novo teste com o mesmo método, que deu negativo, e em seguida outro utilizando um método diferente, que obteve o mesmo resultado. Ou seja, não se confirmou o diagnóstico de infecção por HIV.

Mais importante que assimilar todos esses conceitos é saber que existem métodos matemáticos que quantificam as probabilidades clínicas utilizando as ferramentas adequadas. Todavia, é preciso captar a essência dessas ferramentas para utilizá-las de forma correta no diagnóstico ou na análise de textos médicos.

Em resumo, os exames não revelam resultados claramente dicotômicos. Tudo precisa ser visto no conjunto, de forma relativa.

Há muitas histórias verídicas de processos contra laboratórios de análises clínicas em relação a isso. O laudo diz: "Análise qualitativa de Beta HCG positiva na urina" e a paciente entende como gravidez, ou: "Sorologia positiva para HIV" e o paciente conclui estar com aids. Depois de muitos processos infundados, os laboratórios resolveram incluir uma frase em seus laudos: "A interpretação correta dos resultados depende de dados que só seu médico possui". Em resumo, eles não fornecem diagnósticos, mas resultados de exames, que precisam ser interpretados.

Não proíbo os pacientes de olhar seus exames, pois estes lhes pertencem. Mas os alerto para a interpretação dos resultados, que variam de acordo com o contexto clínico e com a infindável possibilidade de erros, que vão desde a troca de exames e erros de digitação até falhas metodológicas inevitáveis.

CASOS DIFÍCEIS

Por mais refinada que seja a técnica, ainda estamos longe da perfeição. Não importa muito a doença que o paciente tem, mas sim que paciente é acometido por ela e o meio em que ele se insere. A comunicação não depende só do assunto a ser abordado, mas sobretudo da pessoa com a qual nos comunicamos.

A doença é só um ponto numa história de vida. Diz-se que "morre bem quem viveu bem", e evolui mal quem não desenvolveu recursos pessoais para lidar com a adversidade. Dois casos com finais distintos ilustram a importância do contexto e da história de vida no curso da doença.

H. S., atualmente com 68 anos, fora tratada por uma neoplasia de mama e estava havia 14 anos sem evidências de doença. Certo dia, ela descobriu que o marido tinha uma amante. Entrou em profunda depressão e percebeu que não tinha uma formação profissional, que fora educada para ser esposa exemplar e mãe zelosa – papéis que ela julgava desempenhar com perfeição até aquele momento. Sem renda própria, não dispunha de recursos psicológicos para lidar com uma separação, provavelmente litigiosa, e não conseguiria perdoar o marido.

Tornou-se depressiva, alimentava-se mal, perdeu uma quantidade significativa de massa corpórea e, nessa situação, recebeu o diagnóstico de recidiva óssea da neoplasia de mama. Explica-

A comunicação médico-paciente no tratamento oncológico

das a situação e as proposições terapêuticas, H. S. optou por não receber nenhum tipo de tratamento. Segundo ela, sua vida tinha acabado e não havia motivo para continuar viva.

Sem tratamento, a doença evoluiu e H. S. passou a sofrer de dores, mas recusava-se a tomar analgésicos. Mudou-se para o quarto de hóspedes e de lá ficava gritando de dor, para que o marido "soubesse o mal e sofrimento que causara". A paciente alegava sofrer muito mais pelo rumo que sua vida tomara do que pela dor física. Nada demoveu H. S. de sua ideia masoquista, vindo ela a falecer em poucos meses.

O segundo caso foi o de S. R., que havia casado com seu "príncipe encantado". Ela e o marido se conheceram na pré--escola e passaram a vida toda juntos – fizeram a mesma faculdade, tinham os mesmos amigos, os mesmos hábitos etc. Ele vinha de uma família muito abastada e seu pai provia todas as suas necessidades. Foi assim com a faculdade, o carro, o emprego, a compra do apartamento...

A vida seguiu "cor-de-rosa" até que S. R., aos 40 anos, recebeu o diagnóstico de neoplasia de mama e foi submetida a mastectomia total, radioterapia, quimioterapia e terapia endócrina adjuvante. A princípio, ela aceitou bem as propostas terapêuticas e parecia contar com forte apoio do marido, mas ele se afastou aos poucos. Chegava mais tarde em casa, passava algumas noites na residência da mãe, dormia no sofá, deixou de acompanhá-la nas consultas etc.

Percebendo a situação e se afligindo com ela, S. R. procurou ajuda psicológica e tentou convencer o marido a fazer o mesmo, mas ele sempre recusava. Embora cada vez mais distante, continuava a pagar o plano de saúde, o condomínio, os medicamentos e a conta do celular.

Com a terapia, S. R. compreendeu que a vida "fácil" que o marido tivera até aquele momento baseava-se no dinheiro do pai como solução para todas as dificuldades. A doença dela era o único problema que as posses do sogro não podiam resolver. Provavelmente ele a amava muito, mas, imaturo para suportar o sofrimento, manteve-se afastado. S. R. sofreu, mas decidiu não se entregar. Alugou um apartamento menor, comprou um cachorro, reestabeleceu suas finanças, reconstruiu a mama, viu os cabelos crescerem e conseguiu até ascender profissionalmente. Nesse ponto, o marido pediu que ela voltasse para casa. Porém, ela se mostrou forte e resolveu tomar as rédeas da própria vida. Numa conversa séria, agradeceu tudo que ele havia feito e se propôs a ressarci-lo dos gastos com o tratamento, mas disse que não voltaria. S. R. explicou que a doença poderia retornar e, embora esperasse que isso nunca acontecesse, caso ocorresse ela gostaria de estar ao lado de um homem que lhe desse todo o apoio emocional necessário. Ficaram amigos, e S. R. está sem a doença há 20 anos.

Notas bibliográficas

1. Parry, J. *Psicologia da comunicação humana*. São Paulo: Cultrix, 1976.
2. Pericardis, A. A. M. "Comunicação iatrogênica na cancerologia". *Revista da Sociedade Brasileira de Cancerologia*, v. 2, n. 8, 1999, p. 11-13.
3. Padilha, K. G. "A prática de enfermagem em UTI e as ocorrências iatrogênicas: considerações sobre o contexto atual". *Revista Paulista de Enfermagem*, v. 19, n. 3, 2000, p. 49-56.
4. Araújo, M. T.; Silva, M. P. da; Puggina, A. G. "A comunicação não verbal enquanto fator iatrogênico". *Revista da Escola de Enfermagem da USP*, v. 41, n. 3, set. 2007.
5. Levites, M. R.; Blasco, P. G. "A universidade brasileira e a formação humanística do estudante de Medicina. Uma leitura desde o pensamento de

A comunicação médico-paciente no tratamento oncológico

John Henry Newman". *Revista Brasileira de Medicina*, v. 70, 2013, p. 9-13. Disponível em: <http://www.moreirajr.com.br/revistas.asp?fase=r003&id_materia=5446>. Acesso em: 5 maio 2015.

6. CAMARGO, O. P. de. "Qual o perfil do médico que pretendemos formar?" *Diagnóstico e Tratamento*, v. 14, n. 3, 2009, p. 119.

7. KOVÁCZ, M. J.; MACIEIRA, R. C.; CARVALHO, V. A. de. "Formação profissional em psico-oncologia". In: CARVALHO, V. A. de. *et al.* (orgs.). *Temas em psico-oncologia*. São Paulo: Summus, 2008, p. 543-55.

8. CONSELHO REGIONAL DE MEDICINA DO ESTADO DE SÃO PAULO. "Missão, visão e valores". s/d. Disponível em: <http://www.cremesp.org.br/?siteAcao=Historia&esc=3>. Acesso em: 30 abr. 2015.

9. CAMARGO, O. P.; LEME, L. E. G. "Os convocados". *Diagnóstico e Tratamento*, v. 18, n. 2, 2013, p. 82-83.

10. LEVITES, M. R.; BLASCO, P. G., *op. cit.*

11. Saiba mais em: <http://depts.washington.edu/oncotalk/>. Acesso em: 30 abr. 2015.

12. Saiba mais em: <http://www.epec.net/>. Acesso em: 30 abr. 2015.

13. CONSELHO REGIONAL DE MEDICINA DO ESTADO DE SÃO PAULO. *Código de ética médica: código de processo ético profissional, conselhos de medicina, direitos dos pacientes*. São Paulo: CRM-SP, 2009, art. 36, par. 2º.

14. WORLD HEALTH ORGANIZATION. "WHO definition of palliative care". s/d. Disponível em: <http://www.who.int/cancer/palliative/definition/en/>. Acesso em: 30 abr. 2015.

15. NATRIELLI FILHO, D. G.; NATRIELLI, D. G. "Psicologia médica: a importância da abordagem familiar". *Diagnóstico e Tratamento*, v. 16, n. 2, 2011, p. 52.

16. *Ibidem.*

17. RODRIGUES, S. "A mecânica do mal-entendido". In: *What língua is esta? Estrangeirismos, neologismos, lulismos e outros modismos*. Rio de Janeiro: Ediouro, 2005, p. 103-08.

18. PATTON, D. D. "Introduction to clinical decision making". *Seminars in Nuclear Medicine*, v. 8, n. 4, out. 1978, p. 273-82.

19. COGGON, D.; ROSE, G.; BARKER, D. *Epidemiology for the uninitiated*. 5. ed. Nova York: Wiley, 2009.

7. AS POSSÍVEIS SOLUÇÕES

A melhor saída para os problemas de comunicação entre médicos e pacientes é dedicar tempo ao diálogo sincero, eficaz e ativo, superando as desavenças e respeitando a divergência de opiniões. Trata-se de valorizar a escuta atenta das considerações do outro.

Conhecer o outro leva tempo; por isso, as relações mais efetivas são as mais duradouras. Claro que existem relações de sintonia imediata e vínculo profundo, que se estabelecem rapidamente, mas essa não é a regra. Em geral, é preciso conquistar a confiança do outro, cativar, desenvolver um vínculo até que se possa ter a fluência e a sinceridade adequadas.

O AMOR É O CAMINHO

Muitas e muitas vezes será muito difícil encontrar palavras que possam dar alívio e conforto. Qual é a reação de uma esposa recém-casada, apaixonada e sonhadora ao descobrir que contraiu HIV de seu grande amor? Quanta sensibilidade e força de vontade são necessárias para continuar sorrindo, esbanjando alegria e escrevendo poemas, mesmo depois de ter ficado paraplégico e dar adeus à carreira de esportista? Como é presenciar algo tão sublime quanto o nascimento de um bebê? É possível aceitar a morte com resignação? Que mistérios cercam a Unidade de Terapia Intensiva (UTI)? Como a metodologia de trabalho das equipes hospitalares poderia se aprimorar a fim de tornar a vida do paciente nesse ambiente mais suportável?

Não existem respostas a essas perguntas. O melhor que podemos fazer é demonstrar amor sincero e compaixão pelo outro como ser humano, como irmão.[1] Se não há nada que possa ser dito, permaneça ao lado da pessoa, mesmo em silêncio, mas com a sincera vontade de estar ali. O corpo o trai se você estiver de corpo presente, mas com o pensamento em outro lugar. Não precisa prolongar sua estada, mas esteja de fato presente enquanto estiver ali. O tempo singelo para um olhar, um abraço ou um aperto de mãos pode fazer muita diferença.

Inúmeras vezes perdemos a batalha contra a dor e a morte – por isso, como diria Vinicius de Moraes, "temos braços longos para os adeuses". Afinal, "hoje a noite é jovem; da morte, apenas / nascemos, imensamente"[2].

Para transmitir esses sentimentos, é necessário que nós mesmos os tenhamos resolvido. Como aprendi com minha amiga e esplêndida psicóloga Rita Macieira, "é preciso ter as malas prontas". Não sabemos a hora de partir; porém, chegada a hora, se estivermos com as "malas" prontas, a partida será muito mais fácil.

Adiamos muitas decisões na vida. Simplesmente vamos acumulando as coisas, deixando para depois, empurrando com a

A comunicação médico-paciente no tratamento oncológico

barriga. Precisamos de uma vida mais autêntica: dizer àqueles que amamos quanto os amamos, perdoar a quem possamos perdoar – mas perdoar de verdade, que é sinônimo de esquecer. Devemo-nos afastar das pessoas e situações que nos fazem mal, preocupando-nos com nossas atitudes e deixando de lado problemas que não são nossos. Enfim, como disse São Francisco de Assis, "é preciso ter coragem para mudar o que pode ser mudado; resignação para aceitar o que não se pode mudar; e sabedoria para distinguir uma coisa da outra".

A EQUIPE MULTIPROFISSIONAL

Os conceitos de trans e interdisciplinaridade são debatidos em todas as áreas do conhecimento. Deixando de lado as discussões teóricas, percebemos que ninguém consegue atender a todas as demandas do paciente e de seus familiares. A equipe multiprofissional dá suporte a um atendimento mais amplo e oferece mais tempo de contato com o paciente e sua família.

Outra grande vantagem do trabalho em equipe é a troca de opiniões, o que serve para evitar percepções errôneas e distorcidas. A comunicação efetiva é bidirecional. Para que ela ocorra, é necessário que as mensagens emitidas sejam validadas.[3] Tal validação deve se dar tanto pelos envolvidos como por um observador externo, e ocorrer ao longo de todo o processo de comunicação. Emitida uma mensagem, é importante confirmar que o receptor a entendeu.

O observador externo, não obrigatoriamente presente no momento da comunicação, pode validar a nossa eficácia na transmissão da mensagem analisando até que ponto ela foi compreendida pelo paciente.

Por melhor que tenhamos nos tornado e por mais onipresentes que tentemos ser, é impossível permanecer ao lado de nossos pacientes 24 horas por dia. A fim de manter a integridade e a saúde, evitando a síndrome do esgotamento (*burnout*), precisamos de instantes de desligamento para meditar, viver momentos alegres, cercar-nos da família e dos amigos. Isso implica que:

- Só conseguiremos nos desligar com tranquilidade se pudermos contar com uma equipe que nos dará suporte, continuará com o cuidado e, sobretudo, manterá a coerência das mensagens. Ter o apoio de uma equipe afinada com seus ideais é fundamental para o sucesso do trabalho.
- Precisamos ter tempo para cuidar de nós mesmos e espaço para sermos cuidados. Estar com o equilíbrio perfeitamente estabelecido é essencial para ajudar os outros a estabelecer o próprio equilíbrio. Só quem não se desespera na situação de crise pode ajudar os outros a encontrar a melhor saída. Alguém "desesperado" jamais conseguirá guiar de modo adequado um grupo de mais desesperados ainda.

Compartilhar a experiência ajuda bastante, pois, como diz Maria Júlia Paes da Silva,

> se nós, profissionais, trocássemos mais ideias sobre o que nos entristece, sobre nossas situações-limite, sobre as dificuldades que já sentimos, sobre nossas perdas, perceberíamos que não estamos sozinhos, que todo mundo já chorou diante de determinadas situações. Esse nó no peito se desfaria. Pessoas felizes adoecem menos que as tristes.[4]

A comunicação médico-paciente no tratamento oncológico

Em nosso trabalho, contamos com a assistência constante de uma equipe de psicólogos. A discussão conjunta dos casos permite uma visão mais clara dos problemas e das atitudes a ser tomadas e uma revisão constante de nossas posturas. Depois de muitos anos de trabalho conjunto, confiança e amizade, consideramos essa integração multiprofissional absolutamente necessária.

O MÉTODO BALINT

O psicanalista húngaro Michael Balint organizou seminários de pesquisa destinados a estudar as implicações psicológicas da clínica médica em geral. As primeiras discussões sobre que substâncias eram mais prescritas pelos médicos revelaram "que a droga mais frequentemente utilizada na clínica geral era o próprio médico"[5]. Logo se percebeu que

> ainda não existe nenhum tipo de farmacologia a respeito de tão importante substância. Em nenhum tipo de manual se encontrarão as referências quanto a em que dosagem o médico deve prescrever a si mesmo, em que apresentação e posologia, suas doses de cura e manutenção etc. Ainda mais inquietante é a falta de literatura sobre os possíveis riscos desse tipo de medicação [...] ou sobre os efeitos indesejáveis da substância.[6]

Apesar de todo o aparato tecnológico, pesquisas revelam uma crescente insatisfação dos pacientes no que tange aos serviços que recebem dos médicos. Os motivos alegados não dizem respeito ao conhecimento técnico dos profissionais – a não ser, de forma indireta e inadequada, pelos resultados do tratamento.

Desde o primeiro instante julgam, entretanto, a personalidade do médico. A doença constitui para o homem, uma ameaça de dor, de invalidez e de morte. Desenvolve-se por isso um sentimento de insegurança e de necessidade de apoio que reedita a situação primitiva de relação da criança com a mãe.[7]

Criado na década de 1950, o método Balint consiste em reuniões regulares de discussão em grupo, norteadas por um analista qualificado para tal. Esse tipo de grupo de autoajuda é formado sobretudo por um pequeno número de médicos que estão interessados em melhorar as relações interpessoais com seus pacientes. Quase sempre coordenado por um psiquiatra, visa revelar e expressar sentimentos que foram inconscientemente escondidos ou recalcados pelo médico em relação ao paciente. Tais sentimentos, produzidos por motivos subjetivos, podem interferir na atuação profissional, colocando em risco não só aspectos psicológicos do paciente como ângulos que podem afetar ou confundir a mente do médico quando observa e realiza os procedimentos corretos para diagnóstico e tratamento.

As reuniões consistem em ouvir a história de um caso recente de um dos participantes. Em seguida, todos os membros do grupo discutem esse caso concentrando a discussão no relacionamento médico-paciente. Os objetivos são debater a questão e perceber os sentimentos que o doente desperta neles próprios.

O grupo não tem a pretensão de explicar ao médico como tratar seu doente; objetiva evidenciar a relação entre esses dois seres, na esperança de compreender o que ela representa para eles. Concentra-se apenas no caso presente e não em histórias

A comunicação médico-paciente no tratamento oncológico

passadas, nem leva em conta as dificuldades pessoais do médico com a família, os amigos ou a sua história psicológica. As relações entre médico e paciente quase sempre terminam quando estes não se compreendem. Assim, o método Balint permite entender melhor tais relações e evidencia possibilidades de comunicação terapêutica positiva com os doentes. A discussão num grupo Balint estimula seus participantes a examinar suas abordagens individuais e as circunstâncias existentes, ajudando-os a explorar caminhos alternativos para acolher melhor aqueles em necessidade.

Notas bibliográficas

1. SILVA, M. J. P. da. *O amor é o caminho*. São Paulo: Loyola, 2002.
2. MORAES, V. de. "Poema de Natal". In: *Antologia poética*. Rio de Janeiro: Editora do Autor, 1960, p. 147.
3. SILVA, M. J. P. da. *Comunicação tem remédio: a comunicação nas relações interpessoais em saúde*. São Paulo: Loyola, 2006, p. 18.
4. SILVA, M. J. P. da, 2002, *op. cit.*, p. 57-58.
5. BALINT, M. *O médico, seu paciente e a doença*. Rio de Janeiro: Atheneu, 1984, p. 1.
6. Idem.
7. NUNES, E. P. "Prefácio à edição brasileira". In: BALINT, M. *O médico, seu paciente e a doença*. Rio de Janeiro: Atheneu, 1984.

8. ASPECTOS LEGAIS DA COMUNICAÇÃO PACIENTE-MÉDICO

A comunicação entre médico e paciente não é só parte fundamental da relação e do tratamento, mas se reveste de aspectos legais e pressupostos éticos. Engloba aspectos pessoais e uma visão macro da saúde, expandindo o contexto da comunicação como forma política de atuação na área oncológica.

Recentemente o governo brasileiro, por meio da Portaria MS n. 874, de 16 de maio de 2013, instituiu a Política Nacional para a Prevenção e Controle do Câncer na Rede de Atenção à Saúde das Pessoas com Doenças Crônicas no âmbito do Sistema Único de Saúde (SUS). A Seção VIII dessa portaria trata dos princípios e diretrizes relacionados à comunicação em saúde. Seus dois artigos estabelecem que:

> Art. 19 – Constitui-se princípio da comunicação em saúde no âmbito da Política Nacional para a Prevenção e Controle do Câncer o estímulo à formação de estratégias de comunicação com a população em parceria com os movimentos sociais, com os profissionais

da saúde e outros atores sociais, que permitam disseminar e ampliar o conhecimento sobre o câncer, seus fatores de risco e sobre as diversas diretrizes de prevenção e controle e a tradução do conhecimento para os diversos públicos-alvo.

Art. 20 – São diretrizes da comunicação em saúde no âmbito da Política Nacional para a Prevenção e Controle do Câncer:

I – estabelecimento de estratégias de comunicação com a população, com os profissionais de Saúde e com outros atores sociais, que permitam disseminar e ampliar o conhecimento sobre o câncer, seus fatores de risco e as diversas estratégias de prevenção e de controle, buscando a tradução do conhecimento para os diversos públicos-alvo; e

II – estímulo às ações de fortalecimento da capacidade individual e coletiva de comunicação em saúde, promovendo mudanças a favor da promoção da saúde, da prevenção e do controle do câncer.

CÓDIGO DE ÉTICA MÉDICA

O Novo Código de Ética Médica, em seus Princípios Fundamentais, Capítulo I, artigo XXI, preconiza o seguinte:

No processo de tomada de decisões profissionais, de acordo com seus ditames de consciência e as previsões legais, o médico aceitará as escolhas de seus pacientes, relativas aos procedimentos diagnósticos e terapêuticos por eles expressos, desde que adequadas ao caso e cientificamente reconhecidas.[1]

Para que os pacientes possam fazer escolhas válidas, é necessário que tenham sido bem informados e estejam conscientes

A comunicação médico-paciente no tratamento oncológico

dos resultados esperados e dos riscos assumidos – o que decorre, obrigatoriamente, de uma comunicação impecável.

Esse princípio fundamental deixa claro que, embora a vontade do paciente seja preponderante (o médico aceitará as escolhas), ela é também subordinada aos ditames de consciência do médico e às previsões legais. Ou seja, mesmo que o paciente deseje a eutanásia, a lei não permite essa prática em nosso país. Já no caso de uma paciente em risco de vida que deseje realizar um aborto, situação prevista em lei, o médico pode alegar que tal ato é contra os ditames de sua consciência.

Talvez a situação mais frequente quanto a esse aspecto seja quando o paciente está incapaz para tomar decisões e a família opta pela realização de métodos diagnósticos e terapêuticos considerados fúteis. Pode ser que o médico assistente, em função de seu longo contato com o doente, saiba que essa não era a sua opção – ou talvez esta vá contra seus princípios. Nesse sentido, o princípio fundamental citado faculta ao médico a transferência do caso para um profissional que aceite a situação.

O Capítulo V, sobre a relação com pacientes e familiares, estabelece no artigo 34 que é vedado ao médico "deixar de informar ao paciente o diagnóstico, o prognóstico, os riscos e os objetivos do tratamento, salvo quando a comunicação direta possa lhe provocar dano, devendo, nesse caso, fazer a comunicação a seu representante legal"[2].

A interpretação do "quando" a comunicação pode provocar dano é absolutamente arbitrária e individual. Muitas vezes também é incerta a definição do prognóstico, que não é estática. A avaliação prognóstica pode se modificar em função dos resultados dos procedimentos terapêuticos efetuados. Por exemplo, a princípio, a taxa de sobrevida de cinco anos para pacientes com adeno-carcinoma colorretal com doença locorregional é de 70%.[3] No entanto, o prognóstico piora sobremaneira se o paciente apresenta recidiva da doença após cirurgia e quimioterapia adjuvante, além de ser tão pior quanto menor tiver sido o intervalo livre de doença e quanto maiores forem o volume e o número de sítios de recidiva.

Vejamos o caso de uma paciente que foi submetida à cirurgia plástica para embelezar os seios. Durante o procedimento, os médicos encontraram um câncer de mama. A família foi consultada e a paciente saiu do hospital com uma mastectomia terapêutica autorizada pelos parentes. Ela tinha câncer, mas isso é um absurdo do ponto de vista da autonomia. Os parentes só podem decidir quando da incapacidade dos pacientes. É provável que essa também fosse a escolha dela, mas como fica a questão de se responsabilizar pelo próprio destino, pelo próprio tratamento? Em quem confiamos o bastante para entregar nossa vida?

Numa situação parecida, um mastologista levou uma paciente com câncer à cirurgia com a ideia de realizar um procedimento conservador da mama. Durante a operação, ele percebeu que havia mais focos de doença e a cirurgia conservadora não seria possível. Não tendo discutido a possibilidade de mastectomia com a paciente, o médico interrompeu a cirurgia, esperou a sua recuperação e, no dia seguinte, conversou com ela sobre o ocorrido. A moça teve de se submeter a quatro procedimentos – dois anestésicos e dois cirúrgicos –, mas essa é a postura mais correta do ponto de vista ético. Talvez, porém, o médico pudesse ter discutido todas as possibilidades com a paciente desde o início.

Mesmo assim, nem sempre isso ajuda. Em outro caso, a paciente foi adequadamente informada de todas as possibilidades.

A comunicação médico-paciente no tratamento oncológico

Ao acordar da cirurgia, ainda meio sonolenta, levou a mão aos seios, mas o curativo volumoso a fez supor que um procedimento parcial tinha sido realizado. Nada pôde conter sua frustração na hora do curativo. Mesmo tendo autorizado a cirurgia, mesmo sabendo que era o correto a fazer, tratava-se de teoria. Ver o peito sem a mama é a prática, a emoção, e nessa hora nem toda a teoria do mundo pode evitar o choque de realidade.

A DESCRIMINALIZAÇÃO DA ORTOTANÁSIA

"Ortotanásia" é o termo utilizado pelos médicos para definir a morte natural, sem interferência da ciência, que permite ao paciente morrer de forma digna, sem sofrimento, deixando que a evolução da doença siga seu curso natural. Portanto, evitam-se métodos extraordinários de suporte de vida, como medicamentos e aparelhos, em doentes irrecuperáveis, para os quais a cura não é mais possível. A persistência terapêutica em paciente irrecuperável pode estar associada à distanásia, ou tratamento fútil, considerada uma forma de morte com sofrimento, ou ao "complexo tanatolítico" – quando o próprio médico não consegue lidar com a morte e quer "vencê-la" a qualquer custo. Infelizmente, muitos profissionais escolhem a medicina porque têm histórias pessoais de dor e sofrimento, ou seja, feridas narcísicas não tratadas.

Isso significa que, embora possam existir procedimentos à mão, seu emprego gera malefícios desproporcionais aos benefícios esperados – situação bem diferente daquela em que não há procedimentos disponíveis. Segundo alguns advogados e juristas, a não execução de *todos* os procedimentos possíveis implicaria uma "eutanásia branca", ou seja, uma forma de eutanásia por omissão – o que ainda é visto como homicídio pelo Código Penal.

Em dezembro de 2009, a Comissão de Constituição e Justiça do Senado aprovou um projeto que permite a prática da ortotanásia. Como tem caráter terminativo, a proposta poderá seguir diretamente para a Câmara se não houver recurso para votação no plenário do Senado. Pelo texto aprovado, a ortotanásia será permitida quando a situação de morte iminente e inevitável for atestada por dois médicos. É necessário ainda o consentimento do paciente, do cônjuge ou de um parente direto. A proposta entraria em vigor 180 dias depois de ser sancionada pelo presidente da República. No entanto, como tal aprovação não ocorreu até o momento em que redijo este livro, os desdobramentos ainda continuam.[4]

Em 2010, o Ministério Público Federal deu novo parecer, reconhecendo que a ortotanásia não ofende o ordenamento jurídico. Nas palavras do juiz Roberto Luis Luchi Demo,

> [depois de] muito refletir a propósito do tema, chego à convicção de que a resolução, que regulamenta a possibilidade de o médico limitar ou suspender procedimentos e tratamentos que prolonguem a vida do doente na fase terminal, realmente não ofende o ordenamento jurídico.[5]

Desde então, a ortotanásia é pacificamente aceita pelo nosso ordenamento jurídico. Porém, até o momento, o texto magno da Lei e o Código Penal Brasileiro ainda não foram alterados.

A realização da ortotanásia já chegou a ser autorizada por uma resolução do Conselho Federal de Medicina de 2006. Nela, o CFM declarava:

A comunicação médico-paciente no tratamento oncológico

Na fase terminal de enfermidades graves e incuráveis é permitido ao médico limitar ou suspender procedimentos e tratamentos que prolonguem a vida do doente, garantindo-lhe os cuidados necessários para aliviar os sintomas que levam ao sofrimento, na perspectiva de uma assistência integral, respeitada a vontade do paciente ou de seu representante legal.[6]

Essa resolução foi suspensa por decisão liminar do juiz Roberto Luis Luchi Demo, nos autos da Ação Civil Pública n. 2007.34.00.014809-3, da 14ª Vara Federal, movida pelo Ministério Público Federal, que entendeu que apenas uma lei federal poderia definir o tema.

Ou seja, sem a descriminalização oficial da ortotanásia, os médicos são obrigados a oferecer aos pacientes todos os procedimentos disponíveis, sejam eles considerados fúteis ou não.

O TESTAMENTO VITAL

Para resolver parcialmente o problema, o Conselho Federal de Medicina publicou uma nova resolução. Denominada "testamento vital" ou "Diretrizes Antecipadas de Vontade", ela dá ao paciente – e não mais ao médico – o direito de determinar até que ponto deseja submeter-se a procedimentos de benefício duvidoso.

A Resolução CFM n. 1.995/2012 considera a relevância da autonomia do paciente, bem como sua interface com as diretivas antecipadas de vontade, levando em conta que os médicos podem defrontar-se com essa situação de ordem ética ainda não prevista nos atuais dispositivos éticos nacionais. Considera também que os novos recursos tecnológicos permitem a adoção de medidas desproporcionais que prolongam o sofrimento do paciente em estado terminal sem trazer benefícios, podendo essas medidas ter sido antecipadamente rejeitadas pelo doente. Assim, o CFM define diretivas antecipadas de vontade como o conjunto de desejos, prévia e expressamente manifestados pelo paciente, sobre cuidados e tratamentos que quer – ou não – receber no momento em que estiver incapacitado de expressar, de forma livre e autônoma, sua vontade.[7]

A POSIÇÃO DA IGREJA CATÓLICA

Na *Encíclica Evangelium Vitae*, João Paulo II distingue eutanásia da decisão de renunciar ao chamado excesso terapêutico.

[...] quando a morte se anuncia iminente e inevitável, pode-se em consciência renunciar a tratamentos que dariam somente um prolongamento precário e penoso da vida, sem, contudo, interromper os cuidados normais devidos ao doente em casos semelhantes [...]. A renúncia a meios extraordinários ou desproporcionais não equivale aos suicídios ou à eutanásia; exprime, antes, a aceitação da condição humana diante da morte.[8]

Sobre a eutanásia, a Sagrada Congregação para a Doutrina da Fé assim se manifestou:

É sempre lícito contentar-se com os meios normais que a medicina pode proporcionar. Não se pode, portanto, impor a ninguém a obrigação de recorrer a uma técnica que, embora já em uso, ainda não está isenta de perigos ou é demasiado onerosa. Recusá-la não equivale a um suicídio; significa, antes, aceitação da condição humana, preocupação de evitar pôr em ação um dispositivo médico desproporcionado com os resultados que se podem esperar, enfim, vontade de não impor obrigações demasiado pesadas à família ou à coletividade. [...] Por isso, o médico não tem motivos para se angustiar, como se não tivesse prestado assistência a uma pessoa em perigo.[9]

A SEDAÇÃO PALIATIVA

A situação mais difícil no campo das más notícias é a discussão de medidas extremas, como entubação orotraqueal, aplicação de ventilação assistida sob sedação ou sedação para alívio de sintomas muito desconfortáveis.

A opção pela ventilação assistida é simples quando a causa é uma intercorrência distinta do processo primário e pode ser reversível – por exemplo, uma paciente com neoplasia de mama e metástases ósseas exclusivas que apresenta pneumonia. Como esta pode ser tratada e o quadro de insuficiência, revertido, tratar-se-ia do procedimento mais correto.

Porém, a decisão pode não ser a mesma se um paciente com neoplasia de pulmão apresenta progressão de doença e insuficiência respiratória porque o tratamento não surte mais efeito. Nesse caso, realizar intubação orotraqueal e ventilação mecânica seria um processo definitivo; o paciente teria a vida prolongada em semanas ou meses, mas sem perspectiva de voltar a ficar consciente. Por isso, a intubação pode ser vista como um procedimento fútil, uma forma de prolongamento sofrido da morte, o que tecnicamente chamamos de "distanásia".

A vida é um processo finito e assim deve ser compreendida. A morte é apenas o instante em que a vida termina. Há muito sentido em prolongar a vida, mas nenhum motivo para arrastar o processo do morrer. Prolongar a vida, sim; adiar a morte, não!

Em casos como os de Terri Schiavo[10] e Eluana Englaro[11], as decisões sobre o prolongamento artificial da vida acabam recaindo na esfera judicial, o que constitui tremenda distorção. Nem o paciente nem as pessoas próximas dele decidem. Quem resolve é um juiz, que não olha para o doente, mas apenas para as leis em vigor.

Situações como essas podem ser evitadas fazendo uso das diretrizes antecipadas de vontade (testamento vital), que devem ser discutidas com o paciente antes que aconteçam. A dificuldade nesse tópico é que não há como evitar discutir a morte e a forma de morrer – e, mais ainda, deixando uma porta aberta para a esperança e o milagre. Creio que tais diretrizes não devem ser discutidas na terminalidade – na qual o paciente sofre muito e pode ver a morte como o fim da dor – nem no início do tratamento. A dificuldade também reside em encontrar o momento adequado para a discussão. No entanto, constata-se que "a utilização de diretivas antecipadas de vontade para documentar o desejo do paciente aumentou. Desta forma, intensivistas devem ser proficientes em sua capacidade de discutir as questões de cuidados de fim de vida com pacientes e familiares"[12].

A experiência mostra que discutir aspectos como esse com pessoas saudáveis ou em fases iniciais da doença, quando há poucos sintomas, gera respostas que nem sempre são mantidas quando a situação clínica é de muito maior gravidade. Inúmeros pacientes que haviam feito um testamento vital quando saudáveis o revogam de imediato quando adoecem. É um direito do paciente, mas o fato é que a discussão fora de contexto gera reações que precisam ser revistas na mudança da situação clínica.

Exemplo disso foi o caso de W. B., de 35 anos, portador de câncer avançado de pulmão, recém-casado com uma mulher de 28 anos que se mostrou incapaz de lidar com a situação. Assim, a sogra de W. B. assumiu o papel de cuidadora, auxiliando a filha. Por serem mais jovens, ambos faziam demandas com as quais a sogra-cuidadora não concordava, mas ela os atendia. Assim foi durante todo o tratamento, que no entanto evoluiu mal. Em pouco tempo, W. B. faleceu.

Passados alguns anos, pelas peças que o destino prega, A. M., sogra de W. B., procurou-me com o mesmo diagnóstico de neoplasia de pulmão. Ao contrário do que poderíamos imaginar, ela submeteu-se a todos os procedimentos que antes considerara inadequados. Isso mostra que a conduta costuma ser diferente quando a doença aparece em nós ou nos outros, que as decisões que não tomaríamos quando saudáveis podem ser as que tomaremos quando doentes. Por isso, toda diretriz antecipada de vontade deve ser revista.

Não há forma de discutir a sedação paliativa sem falar abertamente de vida e morte. Porém, como diz Edgard Morin,

Tal como a vida, o homem vive no meio do acaso, contém em si o acaso, nasceu para ir de encontro ao acaso, combatê-lo, domesticá-lo, fugir-lhe, fecundá-lo, brincar com ele, suportar-lhe o risco, tirar partido dele [...] Ora, se se concebe a intimidade profunda entre a vida e o homem, e ao mesmo tempo a intimidade profunda entre a vida e a morte, também se concebe que para o homem a morte seja inseparável da sua fonte, do seu suporte, do seu horizonte. A morte é antes de mais nada o risco permanente, o acaso que surge a cada transformação do mundo e a cada salto em frente da vida [...].[13]

Nem sempre podemos evitar a morte, mas é nosso dever manter a dignidade do paciente e evitar sofrimento desnecessário. Um anônimo declarou:

Minha meta é, quando souber que estou morrendo, ser capaz de aceitar a morte. Não quero ter uma morte difícil, mas, se tiver de morrer sofrendo, quero ser capaz de aceitar esse fato. Quanto mais doloroso for, mais difícil será aceitar. Sei que lutarei enquanto me for possível, mas, quando souber que chegou a hora e nada mais posso fazer, quero que todos vejam que estou bem.[14]

Notas bibliográficas

1. Conselho Federal de Medicina. Resolução CFM n. 1931/2009. *Diário Oficial da União*, 24 set. 2009, Seção I, p. 90. Retificação publicada no *Diário Oficial da União*, 13 out. 2009, Seção I, p. 173. Disponível em: < http://www.portalmedico.org.br/resolucoes/CFM/2009/1931_2009.htm>. Acesso em: 5 maio 2015.
2. Idem.
3. American Cancer Society. *Cancer facts and figures 2013*. Atlanta: American Cancer Society, 2013.
4. Martins, C. E. "Ordenamento jurídico brasileiro aceita ortotanásia". *Consultor Jurídico*, 17 set. 2013. Disponível em: <http://www.conjur.com.br/2013--set-17/carlos-martins-ortotanasia-aceita-nosso-ordenamento-juridico>. Acesso em: 6 maio 2015.
5. "Justiça autoriza a ortotanásia no país". *Folha de S. Paulo*, 6 dez. 2010, Cotidiano.
6. Conselho Federal de Medicina. Resolução CFM n. 1.805/2006. *Diário Oficial da União*, 28 nov. 2006, Seção I, p. 169.
7. Conselho Federal de Medicina. Resolução CFM n. 1.995/2012. *Diário Oficial da União*, 31 ago. 2012, Seção I, p. 269-70.
8. João Paulo II. *Encíclica Evangelium Vitae*. 25 mar. 1995. Disponível em: <http://w2.vatican.va/content/john-paul-ii/pt/encyclicals/documents/hf_jp-ii_enc_25031995_evangelium-vitae.html>. Acesso em: 19 ago. 2013.

A comunicação médico-paciente no tratamento oncológico

9. SAGRADA CONGREGAÇÃO PARA A DOUTRINA DA FÉ. Declaração sobre a eutanásia. 5 maio 1980. Disponível em: <http://www.vatican.va/roman_curia/congregations/cfaith/documents/rc_con_cfaith_doc_19800505_euthanasia_po.html>. Acesso em: 25 ago. 2013.

10. PESSINI, L. "Dignidade humana nos limites da vida: reflexões éticas a partir do caso Terri Schiavo". Revista Bioética, v. 13, n. 2, 2009.

11. STRIANO, P.; BIFULCO, F.; SERVILLO, G. "The saga of Eluana Englaro: another tragedy feeding the media". Intensive Care Medicine, v. 35, n. 6, 2009, p. 1129-31.

12. GORDY, S.; KLEIN, E. "Advance directives in the trauma intensive care unit: do they really matter?" International Journal of Critical Illness and Injury Science, v. 1, n. 2, jul. 2011, p. 132-37.

13. MORIN, E. O homem e a morte. 2. ed. Sintra: Europa-América, 1988, p. 324.

14. PENDLETON, E. Tarde demais para chorar... Cedo demais para morrer. São Paulo: Círculo do Livro, 1980, p. 211.

9. O OUTRO LADO DA COMUNICAÇÃO

Muito do que abordamos até aqui se refere a um ponto de vista centrado no médico ou no profissional de saúde. Mas o que o paciente pode esperar da comunicação e o que deve exigir dela? Em A morte de Ivan Ilitch, Tolstói assim descreve uma consulta médica:

> E a conclusão chocou-o profundamente, despertando nele um grande sentimento de comiseração por si mesmo e de ódio ao médico, pelo pouco-caso com que encarava matéria de tamanha importância. Calado ficara. Levantou-se, pôs o dinheiro da consulta na mesa, deu um suspiro e só então falou:
> —Nós os doentes talvez façamos muitas perguntas inconvenientes. Todavia, aventuro-me a perguntar se o que tenho é grave ou não.[1]

Esse pequeno trecho mostra um médico professoral e um doente insatisfeito com as respostas às suas perguntas, que talvez se resumissem a uma só: "É grave ou não?"

A incapacidade do profissional de perceber as necessidades do paciente fez que este sentisse "ódio ao médico", obviamente comprometendo uma relação que deveria ser de cumplicidade e parceria durante o tratamento.

O importante é descobrir, perceber ou perguntar explicitamente, se for o caso, o que o paciente deseja. Não é difícil. Médicos também adoecem e precisam da ajuda de colegas. Alguns procuram profissionais reconhecidos por sua erudição, expoentes em sua especialidade. A maioria, no entanto, comunga da experiência que meu amigo Auro Del Giglio compartilhou conosco:

> Queremos um apaixonado médico humanista que, competente na ciência da Medicina, nos trate e entenda nossas necessidades e as implicações que a doença gerou em nossas vidas; nos aconselhe e aconchegue no seio de sua relação para conosco e, antes de mais nada, goste de cuidar de nós.[2]

Acho que essa é a melhor síntese dos desejos dos pacientes. Mais do que a frieza da excelência técnica, eles anseiam por um médico que seja competente, mas tenha prazer em cuidar de nós como faria um amigo.

Assim, como vimos, a finalidade da comunicação é garantir que o paciente obtenha informações para tomar decisões adequadas, conforme o princípio da autonomia. Ele não deve se esquecer de que realiza uma *consulta médica*, não a *submissão ao médico*. Consultar significa ouvir a opinião, e para emitir sua opinião o paciente precisa estar bem informado.

Um bom princípio é ser claro e sincero na exposição dos acontecimentos. É comum que os pacientes omitam o fato de já

A comunicação médico-paciente no tratamento oncológico

ter ouvido outros profissionais. Agindo assim, tentam confirmar se os profissionais falam a mesma língua, se propõem a mesma conduta. Aliás, esse é o motivo para ouvir uma segunda opinião. Se todos os profissionais dissessem a mesma coisa sempre, para que procurar outro especialista?

A divergência em geral ocorre por valorações subjetivas implícitas no diagnóstico médico, na subjetividade do prognóstico e pelas múltiplas possibilidades que a terapêutica pode oferecer. Existem poucas ações possíveis diante de um caso de apendicite aguda, mas há inúmeras condutas adequadas num caso de hipertensão leve.

Além de expor claramente os fatos, o paciente precisa relatar com precisão seus sintomas e suas possíveis interpretações destes. É fundamental relatar os aspectos emocionais e as implicações sociais envolvidas. Quanto mais informações forem fornecidas, melhor será a visão do médico sobre o quadro.

Certa vez, atendi M.V., 83 anos, com ótimo estado geral e sem doenças concomitantes. Ela contou que percebera um nódulo na mama direita, que vinha aumentando progressivamente nos últimos três anos. Quando a dor apareceu, decidiu procurar ajuda médica. Quando indagada sobre sua impressão, M.V. disse saber que tem câncer de mama.

Esses poucos dados permitem-nos perceber que M. V. talvez não deseje condutas invasivas e agressivas – afinal, o medo desses meios "desproporcionais" a afastara dos médicos até aquele momento. Discutimos as diversas opções para o caso e M.V. ficou muito feliz com a minha sugestão de proceder a uma biópsia por agulha grossa sob anestesia local, sem internação, com o que confirmaríamos o diagnóstico de neoplasia e procederíamos à análise imuno-histoquímica, que confirmaria a nossa suspeita de negatividade para HER2 e positividade para receptores hormonais. Assim, aos 83 anos, seria uma opção razoável medicá-la apenas com terapia antiestrogênica, provavelmente um inibidor da aromatase, sem submetê-la à mastectomia.

Também assegurei a M.V. que aquela poderia ser a conduta inicial, mas talvez fosse necessário rediscutir o tratamento a qualquer momento, dependendo da evolução observada. Era patente que os potenciais procedimentos mutiladores e efeitos colaterais do tratamento a assustavam mais do que a própria doença. Oferecer-lhe uma proposta com mínimos eventos adversos foi o ponto principal de nosso relacionamento. M.V. saiu confiante ao saber que fora compreendida e sua opinião, valorizada.

Além de ser tratado com a conduta correta, o paciente deseja obter respostas para suas dúvidas, mesmo que essas nem sempre possam ser dadas. É preciso fornecer uma explicação racional, integrada, que faça sentido para ele – por isso é tão importante que o diagnóstico seja claro desde o início.

É fundamental que o médico, mesmo que muito experiente, escutando a fundo o paciente, perceba se ele deseja um tratamento mais agressivo, mesmo que mutilador, ou outro mais voltado para a qualidade de vida, ainda que com menos chances de cura. É preciso compreender que riscos o paciente aceita correr e até que ponto pode tolerar efeitos adversos para aumentar suas oportunidades de cura. Isso só é possível se o paciente expressa claramente sua vontade, embora suas respostas às vezes se mostrem relativas.

Não existe um padrão para essa relação. Procure o seu médico ideal. Alguns gostam de profissionais que compartilham

A comunicação médico-paciente no tratamento oncológico

as ideias, outros preferem os mais paternalistas, que determinam o que deve ser feito exclusivamente pautados na experiência profissional.

Adoro meu urologista. Temos uma longa convivência. Eu o encontrei num congresso e relatei que estava com um problema que requeria cirurgia. Passados alguns dias, ele telefonou para agendar o procedimento. Acreditou no meu diagnóstico e na minha indicação cirúrgica e confiou que eu tinha feito todos os exames pré-operatórios. Depois da nossa conversa, só o vi no centro cirúrgico. Para mim, foi perfeito. Era tudo de que eu precisava e o problema foi resolvido rápida e adequadamente.

Notas bibliográficas

1. TOLSTÓI, L. *A morte de Ivan Ilitch e Senhores e servos*. Rio de Janeiro: Ediouro, 1998, p. 48.
2. DEL GIGLIO, A. *Sofrimento como síntese*. Rio de Janeiro: Atheneu, 2013, p. 73-74.

CONCLUSÕES

Uma das características que mais nos perturbam é a dificuldade de expressar a agitação interior que o sofrimento nos provoca. É difícil encontrar palavras para explicar nossas vivências diante de assuntos como dor, sofrimento, amor ou morte. Mas é certo que, ao longo da vida, o ser humano haverá de confrontar-se com o sofrimento. Nem todos o fazem da mesma forma. Alguns se envenenam, outros se retraem, outros se engrandecem.

Não que haja sofrimentos que destroem ou elevam, que degradam ou dão vida; são os homens que se destroem ou se edificam com a dor. É por meio da dor e do sofrimento que o homem é capaz de modificar sua conduta, aprender, crescer interior e espiritualmente.

É o sofrimento que nos confronta com nós mesmos, com nossas limitações, com nossa plenitude, com nossa fragilidade e vulnerabilidade. Se conseguimos captá-lo de modo profundo, ele se torna um grande mestre. A dor tem um sentido físico e o sofrimento um sentido metafísico. Suprime-se a dor com analgésicos, mas não se faz o mesmo com o sofrimento. A dor nos convida a refletir sobre o corpo. O sofrimento nos abre as portas do conhecimento profundo da vida.

A comunicação entre médico e paciente é extremamente complexa e delicada, cheia de detalhes significativos. Tão importante quanto medicamentos e procedimentos corretos é a intervenção médica no diálogo com seu paciente.

Há técnicas para treinar a execução desse diálogo, formas de dar más notícias, mas a prática, a experiência e a atenção constante aos detalhes são fundamentais para a melhora nessa comunicação – que, no entanto, nunca será perfeita.

É preciso estar sempre atento aos detalhes, aprendendo com cada doente e com nossas reações. Como dizia o professor Lacaz, cada paciente é um livro no qual aprendemos um pouco mais da arte médica. Assim, saber comunicar boas ou más notícias não é uma habilidade opcional; trata-se, antes, de parte indispensável da prática profissional.

A verdade é como um remédio: há dose, via e hora para ser administrada. Uma dose baixa não é eficaz, mas uma dose alta demais ou administrada de forma errada pode fazer mal. E, para saber qual é a dose necessária, é preciso perceber o paciente como uma pessoa que tem medos, gostos e história. O diálogo é o caminho para o entendimento.

Na vida de nossos pacientes, seremos lembrados por todos os nossos esforços. Seremos heróis quando obtivermos sucesso e incapazes nas falhas. A maior recompensa obteremos quando, independentemente do resultado obtido, formos reconhecidos por nossos esforços sinceros e por nossos menores atos – como aquele olhar que só quem recebeu sabe identificar.

AGRADECIMENTOS

Aos meus pais, princípio de tudo.

À minha esposa, Marie, cúmplice numa longa jornada.

Ao meu filho, Henrique, a motivação para acreditar que tudo pode ser melhor.

A Solange Belentani de Bianchi, minha professora de biologia no ensino médio, que primeiro me mostrou as belezas da natureza e a importância na separação do essencial e do supérfluo.

Ao professor doutor Carlos da Silva Lacaz, *in memoriam*, pelas célebres lições de humanismo durante o curso de Medicina na Universidade de São Paulo.

A Angélica (Maria Angélica Vaz de Lima Sampaio), meu anjo, amizade incondicional além do tempo e do espaço, que me fez acreditar que tudo é possível.

A Cibele Andruccioli de Mattos Pimenta, por ter mostrado com clareza a magnitude do sofrimento humano e nossa eterna responsabilidade no seu alívio.

Aos colegas da Clínica de Oncologia Médica: Artur, Elza, Otávio, Daniele, Maurício, Elge e Emerson. A todos os funcionários que tornaram e tornam toda essa maravilhosa vivência possível.

A Maria da Glória Gonçalves Gimenes, sempre parceira, que me ajudou com seus amplos conhecimentos teóricos e prática exemplar.

A Maria Júlia Paes da Silva, mestra eterna, modelo no campo da comunicação com os pacientes.

A Maria Belmira Paes de Almeida Garcia, a terceira Maria, minha "irmã" de todas as horas, a quem agradeço também pela leitura preliminar e pelas sugestões e correções feitas neste livro.

A Vera Anita Bifulco, minha amiga mais bem preparada para a morte, mas por isso mesmo a que mais ama a vida. Obrigado pelo brilho do seu olhar e pelo incentivo após a leitura prévia desta obra.

A Rita de Cássia Macieira, por ter me ensinado a importância de "ter as malas prontas", de "fazer bilu-bilu", e por suas valiosíssimas contribuições a este livro.

Ao meu sogro, Ambrózio Buzzi, por sua pertinaz contribuição para manter o português castiço e escorreito.

Aos meus pacientes, "livros nos quais aprendemos continuamente", como dizia o professor Lacaz. Muitos foram mais do que "livros", foram exemplos de vida e grandes amigos.

A todos os que se sentem felizes pela concretização desta obra, aos quais eu a dedico. São muitos amigos queridos que, de uma forma ou de outra, contribuíram e contribuem com tudo que está aqui. Perdoem-me se não os cito todos: o espaço não seria suficiente. De forma nenhuma se sintam diminuídos por isso – vocês moram para sempre em meu coração.

A comunicação médico-paciente no tratamento oncológico

Por fim, aos que tenham algum sentimento negativo para com a materialização deste projeto. Afinal, o ideal está sempre no equilíbrio. Se não houvesse atração, tudo se dissiparia no nada; se não houvesse repulsão, tudo se contrairia no nada. Obrigado por me ajudarem a manter o equilíbrio.

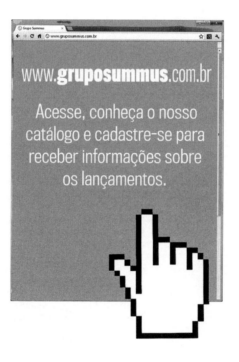

www.gruposummus.com.br

IMPRESSO NA
sumago gráfica editorial ltda
rua itauna, 789   vila maria
02111-031   são paulo   sp
tel e fax 11   **2955 5636**
sumago@sumago.com.br

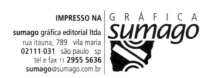